# 若返りホルモン

米井嘉一
Yonei Yoshikazu

a pilot of wisdom

目次

## 第2章　「ホルモンの母」ＤＨＥＡの実力——65

## 第5章　DHEAを減らさない・増やす——165

食べ方の工夫でＤＨＥＡを増やす
コレステロールはＤＨＥＡの材料
酒がもたらす糖化と酸化
喫煙が見た目の老化を加速
ＤＨＥＡを増やす最短の道
睡眠不足を解消せよ！
ベッドの中のスマホは厳禁
良質な睡眠がＤＨＥＡを増やす！
睾丸を冷やせば精子は増える
サプリメントのおすすめは亜鉛とアルギニン
ＤＨＥＡを増やすサプリメントＮＭＮ
ＤＨＥＡはどこで手に入るのか
生活習慣の改善も含めた老化治療計画
アンチエイジングドックにはいくらかかるのか

図版作成／ＭＯＴＨＥＲ

# はじめに

何十年ぶりかの同窓会。誰もが同じだけ歳《とし》を重ねてきたのに、「あいつ、髪がすっかり抜けちゃって老けたなぁ」「彼女、肌がめちゃくちゃきれいで若いわ」など、外見上の年齢と実年齢に差を感じて驚かされることがあります。活動面の若さも人それぞれで、50歳を過ぎても過酷なスポーツに挑戦している人、仕事で新たなムーブを起こしている人がいるかと思えば、やる気を失いネガティブな発言ばかりする人もいます。

わが身を振り返り、せつなく、いたたまれない気分で同窓会から帰宅してみると、配偶者の加齢した姿が目の前に。ますますつらくなり、同窓会というのも善《よ》し悪《あ》しだと感じるのは中高年あるあるなのかもしれません。

同じだけ年月を生きてきたのに、こうした差が生まれてしまうのはなぜなのでしょうか。

そしてこの差を埋めて、「年齢相応でいる」もしくは「年齢より若返らせる」方法があるとしたらどうでしょう。

もしや、胡散臭《うさんくさ》い話だと思われたでしょうか。

「老化への抵抗」として、「アンチエイジング」という言葉を私が日本で流布し始めてからおよそ30年が経過しました。食事や生活習慣の見直し、サプリメントの摂取、エステやヨガ、セラピーに通って心身の美しさを保つなど、さまざまなアンチエイジングの手法が、美や健康に高い意識を持つ人たちの発信で広まったのもそのころからです。しかし、これらの方法をいくつ試してみても「若返った」と実感できた人はそう多くはないはずです。だからこそ、私の話が「新種のアンチエイジング詐欺か」と思われてしまうのも致し方ないところです。

しかし、私の患者さんの多くが医学的な見地から「若返り」を実証していると聞いたら、少し話が変わってこないでしょうか。ＳＮＳや動画などの広告で流れてくる怪しげなアンチエイジングアイテムとはまったく違う、医療としての若返りを本書では説いていきます。

「医療的なアンチエイジング」と申し上げると、「運動しろ、脂っこいものは食べるなと、健康診断後の説教と同じことを言うのだろう」と、煙たがる人もいるかもしれません。もちろん、医師の立場からすれば、できるだけ体に悪いことは避け、体内の細胞が喜ぶ生活を送ってほしいという気持ちはありますし、そうした話もせざるを得ない場合もあります。

ですが、私がもっともお伝えしたいことは、心身の老化を決めるのが「ホルモン」であるという点です。焼肉の「ホルモン」の語源は一説として「ほうるもん」と言われることから、「捨ててもいい、不必要なもの」と思われがちですが、体内においては体の機能を正しく、そして快適に働かせる有能な物質であることが知られています。

そのホルモンの中でも、今回お話しするのはすべてのホルモンの親玉である「ＤＨＥＡ（デヒドロエピアンドロステロン）」です。アンチエイジングについて医学的に研究、調査を行う「日本抗加齢医学会」では、「ストップ・ザ・老化」の最強アイテムとしてＤＨＥＡに大注目していますし、現実として「髪が増えた」「肌に潤いが戻った」「骨密度が上昇した」「悪玉コレステロールが減少した」など、加齢からくるさまざまな悩みをＤＨＥＡが解決してくれているのです。

抗加齢を研究する世界中の学者や医師がＤＨＥＡに着目し、健康診断の数値の改善、不定愁訴の症状緩和、そして見た目の若返りを論文にして発表し始めています。本格的にＤ

HEAがアンチエイジングを席巻する瞬間は、もう目の前に迫っていると感じています。

コロナ禍という環境もあり、免疫力の低下による老化を実感している人は少なくないはずです。免疫力が下がれば、体内のあらゆる機能に影響が及びます。このタイミングでDHEAについて知ることで、ご自身の今の健康と、近い未来のQOL（クオリティ・オブ・ライフ：生活の質）をアップさせることができるのです。

それでは早速、DHEAとは何なのか。その正体から語っていこうと思います。

# 序章　究極のアンチエイジングホルモン

## 「歳ですね」で終わらせない、究極の予防医学

ホルモンを制する者は、老化を制す！

冒頭から大きなことを言ってしまいましたが、長年「抗加齢医学」に関わってきた医師として、アンチエイジングの肝となるのは「ホルモン」である。そう確信しているからこそお伝えできる言葉です。

ホルモンの話に入る前に「抗加齢医学」について、少し説明をしておきましょう。聞き慣れない言葉かと思いますが、字面の通り、加齢によって起こる変化に抗《あらが》うことを目的とした医学です。「病気の治療」が主であったこれまでの医学の世界に、「健康な人のさらなる健康」を指導する、「究極の予防医学」として誕生しました。

１００歳を超える長寿の高齢者が増える一方で、40代、50代の現役世代から漏れ聞こえる不定愁訴の数々。「疲れやすい」「気力がわかない」「腰が重い」など、検査をしても治療が必要な異常は見つからず、「歳ですね」のひとことで片づけられてしまう。これらの症状を科学的に追究し、健康長寿、健康増進、生活の質の向上、さらには介護のいらない

高齢社会へと結びつけることを目指し、2001年に設立されたのが「日本抗加齢医学研究会」です。私も初期からの会員ですが、当時はわずか20名でのスタートでした。

2003年に「日本抗加齢医学会」と改組され、臨床現場で「老化予防」「病気予防」の具体的な取り組みが展開されるようになり、2023年3月現在、9083人の学会員が所属しています。

## アメリカ留学で知ったアンチエイジングとホルモンの関係

私自身が抗加齢医学を本格的に学んだのは、1999年に初めて「アンチエイジング」という言葉を知り、アメリカの学会と医療施設へ参加したことが始まりでした。当時のアメリカは、世界的に見てもアンチエイジングの最先端。そこで私を驚かせたのが、老化を見極める検査項目にホルモンの量が掲げられていたことでした。日本では人間ドックの項目にもホルモン量の記載はなく、まったくの盲点だったのです。

物は試しと、私自身もホルモン量の検査を受けてみました。結果は「ホルモンの低下が認められる」という情けないもの。当時の私は36時間の連続勤務に追われ、体に相当のダメージを受けていたのだと思います。ホルモン補充療法などの治療を受け、事なきを得ましたが、わが身に染みた興味深い経験でした。

そこから抗加齢治療の研究と実践にのめり込み、2000年に日本鋼管病院にアンチエイジングドックを設立、日本抗加齢医学会の前身である日本抗加齢医学研究会を設立、アンチエイジングの研究に専念するために、2005年には同志社大学研究推進開発機構アンチエイジングリサーチセンターの教授に就任しました。アンチエイジングドックではアメリカで学んだ通り、ホルモンを検査項目に加え、加齢不調に苦しむ人たちの原因の追究と、健康回復のお手伝いをさせていただいています。

多くの検査、診察をしているとさまざまな患者さんに出会います。

90歳を過ぎても焼肉を食べ、カラオケを楽しみ、健康そのものの高齢者、40代にもかかわらず見た目が70歳以上の男性、更年期を過ぎて急激な血圧上昇や骨粗しょう症に悩む女性など、いずれもホルモンの値を調べると、「なるほど」と納得できる結果となります。

これまで「加齢」とひとことで片づけられていたさまざまな症状が、ホルモンの分泌量と密接に関連していることが、多くの患者を検査することで明白になっていきました。足りないホルモンをこれ以上減らさない、できれば今よりも増やして健康年齢をアップさせることができると確信し、ホルモンを中心に考える「アンチエイジング治療」が、私のライフワークとなったのです。

## 健康を大きく左右する「ホルモン」の存在

体調不良や不定愁訴と深いつながりを持つホルモンですが、どのような機序で私たちの体に影響を与えているのでしょうか。「ホルモンのせいかな?」など、簡単に口にしてしまいがちですが、実際にはどのような物質で、体へはどう関与しているのかを説明できる人は少ないはずです。

ホルモンは血液中に分泌される化学的な情報伝達物質で、脳からの指令を伝えるメッセンジャーです。現在見つかっているだけでも100種類以上が存在し、消化吸収、呼吸、免疫、代謝など、生きていくうえで必要な機能が滞りなく働くよう、脳の指令を全身に届けています。各ホルモンは固有の情報を届ける任務を担っていますが、その情報は一つだけとは限りません。血液に乗って、さまざまな部位に異なる指令を送る働きを持つホルモンもあります。

たとえば、男性の性的特徴を司《つかさど》るテストステロンは、性行動に関わるのはもちろん、筋肉の細胞に働きかけてたんぱく質を合成する、血管や骨を強化する、メンタルを強くするといった働きも担っています。女性の生理周期や妊娠、出産に大きく関わるエストロゲン（卵胞ホルモン）とプロゲステロン（黄体ホルモン）は、骨の強化や維持、皮膚や髪の毛の潤いやツヤにも影響を与えます。

見方を変えると、テストステロンの分泌量が減少した男性は、精力減退、筋肉や骨の弱体化、血管の劣化、メンタルの脆弱《ぜいじやく》などが、連なって表出する可能性があり、更年期でエストロゲンとプロゲステロンが不足した女性は骨粗しょう症になりやすく、皮膚や髪のハリやツヤを失いやすいと言えるのです。

### ホルモン分泌量の変化はなぜ起こる？

ホルモンの分泌量は、生活環境やライフスタイルに左右されます。食事の量や質、睡眠時間、運動量、日々のストレスなどに過敏に反応します。アメリカ留学中の私も、過酷な勤務によってホルモンの量が低下していました。

しかし、たった1日睡眠不足になったとか、暴飲暴食をしたからといって、体が急激に変化することはありません。長年の生活習慣によって、ホルモン分泌量が少しずつ変化し、ある一線を越えたときに体調不良や病が表出するようになるのです。

では、規則正しい生活を続けていれば一生ホルモンに影響は出ないのかといえば、残念ながらそうはならず、「加齢」によってホルモンの分泌量が変化するのは避けられません。

一生のうちで、ホルモンの分泌量がもっとも安定し、体が活発に動くのは20歳ごろ。そこから、徐々にさまざまなホルモンの変化が生じ、中年期に差し掛かるころには、「何となく不調」や「老化の兆し」が見え隠れするようになってきます。

- 疲れやすい
- 睡眠をとっても疲れが取れない
- 食欲不振

●精力減退
●骨や筋肉の衰え
●体脂肪の増加
●薄毛やシワなど見た目の老化
●認知機能の低下

これらの「老化」と呼ばれる症状は、ホルモンの分泌量変化と大きく関わっているのです。それにしても、20歳から老化が始まっていると聞くとショックを受ける人も少なくないはずです。老化がスタートしてすでにうん十年。今さら「抗加齢」など無理ではないかと、あきらめの気持ちになるのもうなずけます。しかし、ここにきて年齢に抗うホルモンの存在が明らかになってきたのです。

## 寿命を司るホルモンDHEA

ホルモンには100種類以上が存在すると前述しましたが、その親玉的存在として、アンチエイジングに関わる研究者たちの注目を集めているホルモンがあります。それがＤＨＥＡです。

別名「長寿ホルモン」とも呼ばれるＤＨＥＡは、免疫機能の維持やストレスに対する抵抗力、生活習慣病のリスク低減にも関わり、ＤＨＥＡの血中濃度が高い人は長生きの傾向にあることもわかっています。また、ＤＨＥＡはほかのホルモンを生成する能力も持っており、50種類以上のホルモン生成に関与しています。ＤＨＥＡからつくられるホルモンは、そのすべてが健康の維持、性ホルモンの安定、老化防止などに関わる重要な働きをしているのです。

ただ、残念なことに、ＤＨＥＡも加齢とともに減少することが明白で、平均して35歳以降の分泌量は急速な下り坂となります。50種類以上のホルモンをつくる源泉が枯れてしまうわけですから、感染症やがんの発症リスク、内臓や血管の老化、骨、筋肉、皮膚へのダメージなど、体への影響は甚大です。それらを軽減するためには、ＤＨＥＡを「減らさない」、そして「増やす」ことが絶対条件。

これが冒頭に述べた「ホルモンを制する者は、老化を制す！」の真意です。

第1章からはＤＨＥＡを中心に、ホルモンとアンチエイジングの関係をつぶさにひもとき、できる限り老化を遅らせ、「１００歳まで健康で生きる」極意を伝えていきましょう。

# 第1章　人はなぜ老化するのか？

## 「器としての老化」

ホルモンの話に入る前に、そもそも、人の体がなぜ老化するのか、その理由をお伝えしておこうと思います。

新生児として生まれたときから、私たちの体は刻一刻と変化を続けています。その変化は、ある期間までは「成長」と呼ばれ、成熟しきった後は「老化」と表現されるようになります。では、何をもって成熟と呼ぶかですが、抗加齢医学の観点から言えば、細胞の数が最大数になったところと考えるのが妥当でしょう。

小さな受精卵が分裂を始めた瞬間から、体内では細胞分裂が繰り返し続けられ、爆発的に細胞数は増加していきます。新陳代謝によって古い細胞は淘汰《とうた》され、新しい細胞が生まれ、成人したころには約37兆個もの細胞で体は満たされます。細胞数が最大になるのは20歳前後で、成熟しきった「もっとも生きの良い状態」と言えます。

余談ですが、人の細胞数については60兆個という意見もあります。しかし、現時点で論文として認められているのはイタリアの生物学者エヴァ・ビアンコニ（Eva Bianconi）らの計算で、体重60kgの成人で、細胞数37兆個超と推定されています。

20歳を過ぎても、細胞の生まれ変わりが順調に進めば、常に新しい部品に取り換えているようなものですから、体そのものが劣化することはありません。しかし、加齢とともに細胞の生まれ変わる速度は低下し、一つ一つの部品が劣化していきます。血管や内臓が弱り、筋肉や骨は減少、肌や髪は潤いを失っていきます。自動車でたとえるなら、摩耗したタイヤ、薄くなったブレーキパッド、汚れたエンジンオイル、ボディに凹みや傷のある状態で走行を続けているようなもの。命の器としての老化が進んだ状態です。

ほとんどの人は40代までに体のどこかの部品に弱点が生じ、そのまま放置すると次第に劣化が深刻化していきます。見た目の老化はもちろんのこと、のちには病気へと移行し命に危険が及ぶ、あるいは寿命を迎えることになるのです。

## 「機能的老化」を促進させる生活習慣

器としての老化に加え、肉体や臓器の機能低下も老化の大きな要因になります。

器の老化は新陳代謝が大きな問題でしたが、機能面の老化は生活習慣に大きく左右されます。わかりやすいところで言えば、食事、睡眠、日常的なストレス、飲酒や喫煙などがあげられます。塩分や脂質の多い食事は腎臓や血管の働きに悪影響を与えますし、睡眠不足やストレス、過度の飲酒や喫煙が、体のさまざまな機能を阻害することは周知の事実でしょう。

また、みなさんが良かれと思っている生活習慣が、体の機能の老化に拍車をかけている場合があります。

粗食はわかりやすい例で、肉を避け、少量のご飯と汁物にわずかな副菜といった食事を続けていると、噛《か》む力も含めて消化機能が弱ってしまうことがあります。元気な高齢者はよく食べます。硬い肉もがんがん食べる。その結果、あごの筋肉や唾液腺のコントロール、消化に関わる内臓機能も日々鍛えられ、機能の衰えが抑止され長寿につながるのです。

もう一つ例をあげると、ボディビルダーのように筋肉を鍛え過ぎるのも、機能面の老化を早める原因になります。脂肪をそぎ落とし、筋肉をつけたボディビルダーの容姿は、見た目の年齢は非常に若いのですが、肥大した筋肉内では動脈硬化が進行しているケースは少なくありません。血流の悪化から、血圧コントロールが上手《うま》くいかなくなり、心肺機能への負担も過度にかかります。そのため長寿になりにくい傾向があるのです。

このような生活習慣を起因とした機能としての老化と、前述した器としての老化、この二つが相まって、私たちは「老化」を実感していくことになるのです。

## 「正常な老化」と「病的な老化」

毎年1歳ずつ歳をとるのは、誰しもに平等に与えられた試練で、加齢による体の変化は仕方のないこと。「正常な老化」と捉えるべきで、年齢に抗う必要はないのです。いずれにしても、器としての体には限界があり、どんなに長生きしても120歳くらいがせいぜいです。

対して、機能面の老化は個人差が非常に大きいという特徴があります。生活習慣に左右されると前述しておきながらちぐはぐに感じられるかもしれませんが、同じような生活をしているのに、老化速度が早い人が存在しますし、逆に不摂生を続けているのに健康な人もいます。「脂っこいものと塩辛いものが大好きだけれど、健康診断の数値は悪くない」という人がいる一方で、「脂質も塩分も控えているのに高血圧に悩まされている」人もいて、不公平な印象すら感じるかもしれません。

この違いがなぜ生じるのか、そして、どうすればその溝を埋められるのか。ここが、抗加齢医学のテーマです。


抗加齢医学では、機能的な老化の多くは「病的な老化」と捉えています。

老化という言葉からイメージされるのは、中年期以降に体感する見た目や健康診断の数値かもしれません。しかし病的な老化は、幼少期のころからの生活習慣にも影響を受けています。子どもでも肥満や高血圧、糖尿病の予備軍はたくさんいますし、寝不足や生活リズムの乱れで、体の機能にダメージを受けているケースも少なくありません。

そうした子どもたちが大人になり器としての老化が始まったとき、彼らはすでに病のリスクを持っている、いわゆるビハインドを抱えた状態で老化のスタートを切らなければなりません。非常に不利な状況です。大人になってから生活習慣に気をつけても、病気の下地ができてしまっている。だから、同じ年齢の人より機能的な老化が早く進んでしまうのです。

そのうえに成人以降の生活習慣が加わって機能的な老化が進むと、器としての老化に拍車がかかります。骨や筋肉の衰えや、薄毛、精力減退、皮膚のたるみなどにも関与し、見た目の老化も加速して進んでいきます。そうして、最終的には生活習慣病で薬漬けになったり、寝たきり状態となったり、認知機能の衰えが早くから始まるなど、高齢期に健康を維持することは難しくなっていきます。

つまり、本気で老化スピードを抑制するなら、子どものころから生活習慣に気をつけなければならないわけですが、すでに中高年の人にとっては「ふざけるな、もう遅い」という話になってしまいます。

もちろん、本書で子どものころに遡っての話をするつもりは毛頭ありません。現時点の年齢からでも可能な、老化への反逆、若返りのためにできることは必ずありますから、安心して読み進めてもらいたいと思います。

## 目指すのは「アンチ病的エイジング」

大前提として、抗加齢医学が目指すものは、一般的な「アンチエイジング」とは少し考え方が違うという点を理解してください。

よく知られている「アンチエイジング」は、肌や髪のツヤや潤いを蘇《よみがえ》らせる、顔のシワやシミを改善するなど、美容的要素の強いものです。スキンケア商品で肌に潤いを与えたり、ヒアルロン酸などの人工物を注入したりして、見た目を若返らせるのは、理解しやすいアンチエイジングの代表でしょう。

一方、抗加齢医学では、病的な老化を取り除くことをアンチエイジングと考えます。長期間の生活習慣によって蓄積した体内の病気のもとを解消し、健康な体に近づけていきます。アンチエイジングという言葉より、「アンチ病的エイジング」という表現のほうが適しているると私は考えています。

アンチ病的エイジングに欠かせないのは、第一に生活習慣の改善ですが、薬やサプリメントの服用も効果的であることは間違いありません。とはいえ、やみくもに対策を講じても良い結果は得られません。「アンチエイジングに効果がある」とうたわれる食材やサプリメントを摂取したからといって、髪が生え、肌にツヤが生まれ、内臓が丈夫になるなどという単純なものではありませんし、あれもこれもとやり過ぎるのも得策とは言えません。

もっとも大切なことは、自分の弱点を知り、ピンポイントで老化抑制を行うこと。「胃腸に自信がない」「肩が凝りやすい」「足腰が弱い」「疲れやすい」「肌の調子が悪い」など、誰しも一つや二つは、体に不安を抱えていると思います。そうした不具合を放置せず、原因を突き止めることが重要になります。

ここまで読んで「いやいや、病院へ行っても、原因はわからなかった」「治療が必要な病気ではないと言われた。だから困ってるんだ」と、つっこみを入れる人がいらっしゃるかもしれません。いわゆる不定愁訴と呼ばれる「何となく不調」の多くは、一般的な検査で原因を突き止めにくいのは事実です。その理由は簡単で、検査そのものが「病気」を見つけるためのものだからです。検査結果を一定の診断基準に照らし合わせ、基準ラインを超えていれば病気、超えていなければ病気ではないと判断されることになります。

しかし、確実に体の中では何かが起きています。不定愁訴が出ているからには、必ずどこかに原因があるのです。自身が感じている不調をそのままにしておけば、いずれは検査で病気の烙印《らくいん》を押される日がやってきます。

そこまでくると、老化の抑制を論じている場合ではありません。病気の治療に専念しなければ、体の機能低下の加速は避けられない状況に追い込まれてしまうのです。ですから、病的な状態、つまり不定愁訴の段階で何らかの手を打つために、抗加齢医学の考えるアンチ病的エイジングが必要になるのです。

### 五つの機能年齢（老化度）

抗加齢医学では五つの機能老化があると考えています。

血管、筋肉、骨、神経、そしてホルモン。これら五つの要素が相互に関わり合い、体の機能的な老化が進んでいくという考えです。老化度を判定する際には、図1のように五つの機能ごとに推定年齢を評価し、実年齢との比較を行います。それぞれの機能の老化について簡単に解説していきましょう。

### 血管年齢

私たちの血管は常に衝撃を受けています。心臓が拍動することで1分間に約70回も動脈には血液が流れ込んでくるのです。若い血管の壁は柔らかく、その衝撃を吸収してくれま

**図1　5つの機能年齢と老化度の判定例（実年齢55歳の場合）**

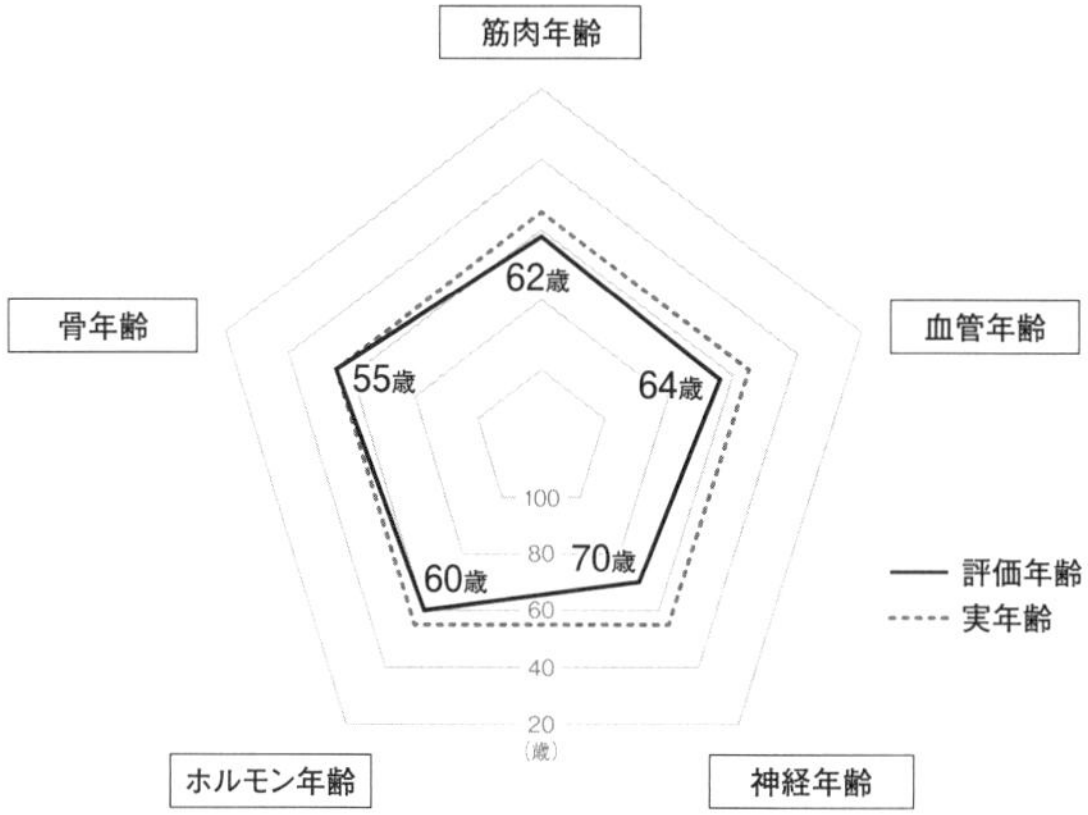


す。ところが、老化した血管の壁は弾力を失い硬くなっており、衝撃をダイレクトに受けてしまいます。また、ＬＤＬコレステロール（一般には「悪玉コレステロール」と呼ばれる）が血管の壁に溜《た》まると血液の流れる道が狭くなり、血管が受ける衝撃はより強くなっていきます。

健康的な体であっても、年齢とともに血管の老化は起こりますが、もともと高血圧気味であったり、脂質異常症、糖尿病など、いわゆる生活習慣病と呼ばれる病気がある、あるいはそれらの予備軍になっていたりすると、血管の老化はより早く進みます。

血管年齢の上昇は、心臓や腎臓など全身の

臓器に負担をかけます。加えて、血流の悪化から酸素と栄養が全身に行きわたりづらくなり、特に末梢《まっしょう》部で老化を感じやすくなります。肌や髪の乾燥、肩こり、腰痛、冷えなどはその代表例です。

**筋肉年齢**

筋肉は1歳で1%ずつ衰えていくと言われています。60歳以降は衰えがさらに加速し、急激に筋肉年齢は上がっていきます。筋肉が衰えると、歩く、座るなどの基本動作はもちろん、瓶のふたを開ける、高いところのものを取る、荷物を持つなど、これまでできていた日常生活の動作もしづらくなっていきます。

筋肉年齢に影響を与えるのは年齢だけではありません。食事による栄養摂取、特にたんぱく質をしっかりとらなければ筋肉を維持できません。当然ですが、運動不足も筋肉を衰えさせる原因となります。

**骨年齢**

骨年齢は基本的に骨密度で判断します。骨密度が実年齢の平均より低ければ、骨年齢が上がっていると考えます。加齢によってカルシウムやコラーゲンが不足するのはもちろんですが、糖尿病や慢性腎臓病、ホルモン分泌の低下も骨密度を下げる原因です。

骨密度が成人の平均の70％以下になると骨粗しょう症と診断されます。高齢化に伴い、骨粗しょう症の患者は確実に増加しています。もろくなった骨はわずかな刺激で折れてしまうことが多く、転んだことで大腿《だいたい》、背骨、手首を骨折する高齢者は少なくありません。骨折後は腰が曲がったり、歩けなくなったりして、次第に寝たきりに近づいていきます。

## 神経年齢

多くの細胞は分裂して新しい細胞をつくり、古い細胞を淘汰する「新生」を繰り返しています。ところが神経細胞は寿命が長く、胎児期につくられた細胞がほとんど分裂することなく生き続けるという特徴を持っています。一生、その数を維持できればよいのですが、30歳を過ぎると1日に10万個以上の神経細胞が死滅すると言われています。この値は、1日あたりの平均数を算出したものなので、実際は若者では1日あたり、3〜5万個程度でしょうが、60歳以上では20万個以上、70歳以上では30万個以上と猛烈な勢いで神経細胞の数が減っていくと考えたほうがよいでしょう。

神経細胞の死滅の原因は、細胞内に老廃物が蓄積したり、ストレスが過多になったりすることにあります。神経細胞の多くを失うと脳内のネットワークが崩れ、思考や記憶に問題が起こり、やがては認知症へと移行してしまう可能性が大きくなります。

**ホルモン年齢**

各種ホルモンの分泌量が、年齢相応かがホルモン年齢のカギになります。多くのホルモンは老化によって分泌量が減少しますが、なかには分泌量が増加することで病気を発症するホルモンもあります。

ホルモンはそれぞれ異なる働きをしています。ですから、あるホルモンが不足していることがわかると、それだけを補充する治療をしてしまいがちです。しかし、ホルモンには相互作用のあるもの、補足し合うものがあります。さまざまなホルモンの数値を把握したうえで治療することが大切になります。

以上の五つの機能年齢のうち、一つでも実年齢より高ければ、同年齢のほかの人より老化が進んでいると予測できます。一機能であればたいした問題ではないと考える人もいるかもしれませんが、それぞれの機能は互いに影響を与え、一つが悪くなると、ほかも引きずられて悪くなる可能性が高いのです。

たとえば、「筋肉年齢」や「骨年齢」が高ければ、整形外科的な病を患うこともあるでしょうし、腰痛やひざ痛で走れない、歩けないといった不具合を抱え、そのせいで運動不足になると「血管年齢」が実年齢を上回っていきます。血管年齢が上がれば、動脈硬化や高血圧を起こして心臓や脳がダメージを受ける可能性があります。心臓が大きくダメージを受ければ命の問題に直結しますし、脳が影響を受ければ体の一部の機能を失う、あるいは認知症のように脳の機能そのものが衰え、「神経年齢」を上げてしまうこともあるでしょう。

このように機能老化が複雑に絡み合い、老化が進んでいくわけです。

「血管年齢」「筋肉年齢」「骨年齢」「神経年齢」の四つの機能年齢は、病気やケガとの結びつきがわかりやすく、老化したときの状態をイメージしやすいと思いますが、もう一つの要素「ホルモン」についてはどの程度の知識があるでしょうか。何となく知っているような気はするけれど、具体的な仕組みや働きを言葉にできる人は少ないのではないでしょうか。

人間ドックで血管の状態や骨密度は測定しても、ホルモンの分泌量について調べることはありません。中高年になり更年期障害の症状で悩んでいても、健康診断ではホルモンについて言及されることはないでしょう。

しかし、「ホルモン年齢」こそが、アンチ病的エイジングの重要なカギを握っており、ほかの四つの機能年齢にも多大な影響を与えているのです。特に、不定愁訴の多くはホルモンの分泌の変化が関与しており、髪が薄くなる、太りやすく痩せにくくなる、加齢臭がする、シミやシワが増える、精力が減退する……など、「歳のせい」にしがちなさまざまな事象もホルモンの影響下で起きているのです。

## ホルモンは「生きる」ためのメッセンジャー

ホルモンは脳の中枢神経から得た情報に基づき、体の各部位に、必要な信号を送る働きをする化学物質です。ホルモンが行う体の機能調節の仕組みには二つのルートがあり、一つは「自律神経」を利用したもの。もう一つが「内分泌」と呼ばれるルートです。

大きな違いは、信号を送るスピードと効果の継続性にあります。自律神経ルートでは、電気信号で素早く情報を送り、瞬時にホルモン作用がある神経伝達物質が分泌されます。緊張したときに心拍数を上げる、暑いときに発汗を促すなどは自律神経の働きによるものです。

一方、「内分泌」は血液の流れに乗って目的の細胞に辿《たど》り着くため、自律神経ルートに比べると情報発信から効果の表出までに時間がかかります。その分、自律神経のように一瞬だけの効果ではなく、長時間にわたって力を発揮し続けるという特徴を持っています。

内分泌ルートでは、血液中を流れてきた指令を取りこぼさないように、各細胞側にホルモンからの信号を受け取るアンテナの役割をする受容体が装備されており、指令がピンポイントで届くように工夫されています。

信号を受け取った細胞が正しく活動することで、呼吸、消化、免疫、代謝など、生きていくために必要な体の機能がスムーズに働くと同時に、環境の変化に左右されることなく、体内の環境が常に一定に保たれるように調整されていきます。

たとえば睡眠を司るメラトニンは、体内時計の指令によって分泌され、昼間の明るい時間帯には低値となり、夕方、暗くなるにしたがって増加することで、昼と夜の体の機能を調整しています。朝に光をあびるとメラトニン分泌は一度停止し、体内時計をリセットします。体内時計（1日約25時間）と地球の自転リズム（1日約24時間）のずれを直して、体の機能を最適に保つようにするのです。また、女性ホルモンのいくつかは妊娠期間の36週間、分泌量を変化させながら胎児を育てるための機能を支えていきます。

また、いずれのルートにおいても、ホルモンはわずかな量で効果を発揮するという特徴があります。50mプールの水に対してスプーン1杯の量でも体の機能に大きな変化をもたらすと言われ、それだけにホルモン量の変化は体調に大きく関与するのです。

## ホルモンはどこでつくられるのか？

先ほどから何度か「ホルモン分泌」「内分泌」という言葉を使ってきましたが、「分泌」とは、細胞が自ら生成した代謝産物を排出することを言います。体外や体腔《たいくう》（体壁と内臓の隙間）に分泌されるものを「外分泌」、血液に分泌されるものを「内分泌」と呼びます。

外分泌は汗や唾液のように、導管を通って目的の場所に直接届けられますが、内分泌では血中に放出されるため、情報を受け取る側の細胞が受容体を持っていることが前提となります。

ホルモンの生成はさまざまな細胞が担っていますが、特に多く生成する組織が集まった器官は内分泌腺と呼ばれます。代表的な内分泌腺には、図２のように脳下垂体、甲状腺、副甲状腺、副腎、すい臓、睾丸《こうがん》、卵巣などがあげられ、それぞれが特徴的なホルモンをつくっているのです。

また、心臓、肝臓、腎臓、胃、腸管、脂肪、骨などもホルモンを分泌することがわかっており、心臓では血圧を調整するホルモンが、脂肪では食欲を抑制するホルモンやエネルギー消費を増やすホルモン、骨髄では赤血球の生成を促すホルモンがつくられていることも解明されてきています。

## 図2　主な内分泌臓器とホルモン

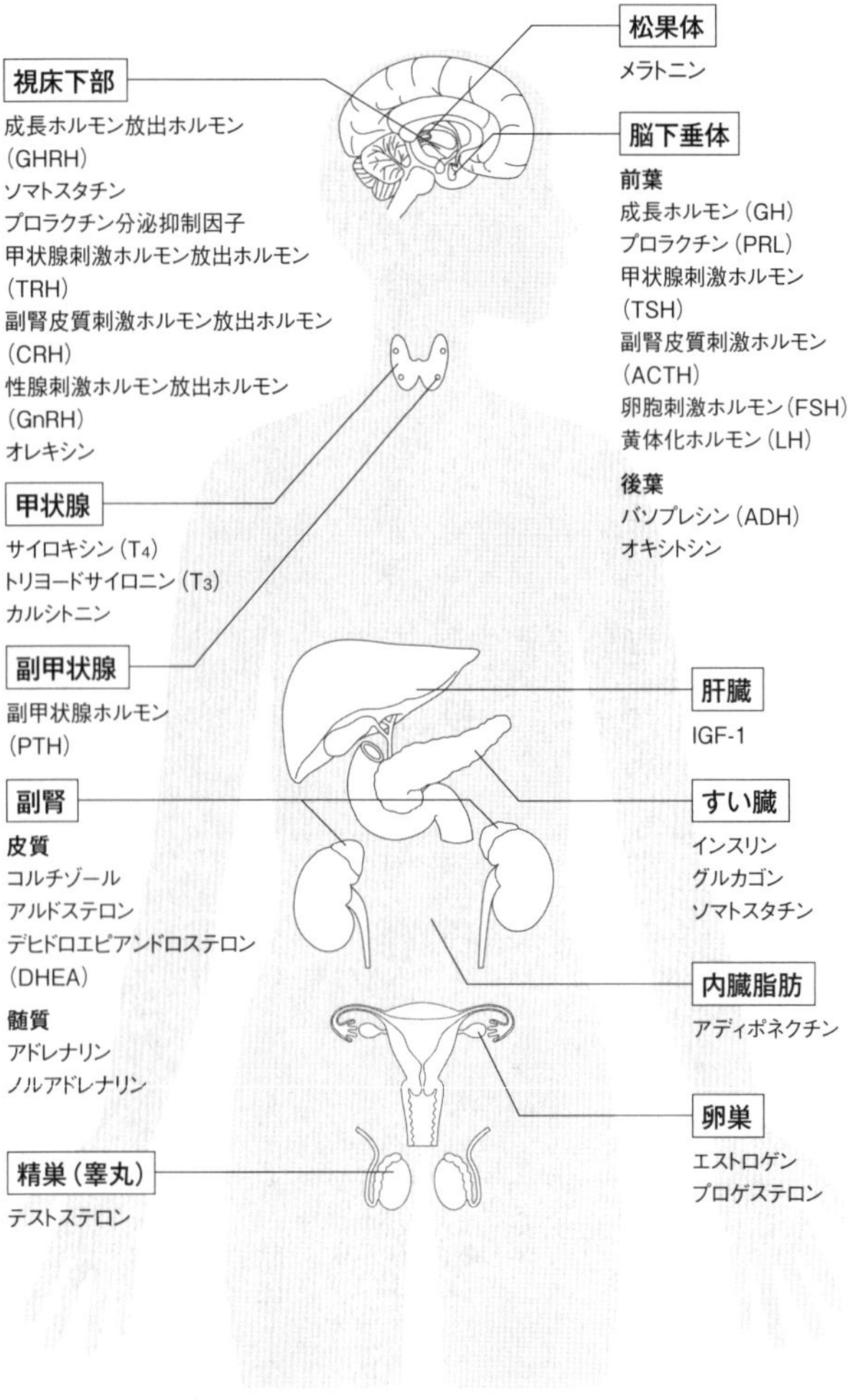
松果体
メラトニン
視床下部
成長ホルモン放出ホルモン
(GHRH)
ソマトスタチン
プロラクチン分泌抑制因子
甲状腺刺激ホルモン放出ホルモン
(TRH)
副腎皮質刺激ホルモン放出ホルモン
(CRH)
性腺刺激ホルモン放出ホルモン
(GnRH)
オレキシン
脳下垂体
前葉
成長ホルモン(GH)
プロラクチン(PRL)
甲状腺刺激ホルモン
(TSH)
副腎皮質刺激ホルモン
(ACTH)
卵胞刺激ホルモン(FSH)
黄体化ホルモン(LH)
後葉
バソプレシン(ADH)
オキシトシン
甲状腺
サイロキシン($T_4$)
トリヨードサイロニン($T_3$)
カルシトニン
副甲状腺
副甲状腺ホルモン
(PTH)
肝臓
IGF-1
副腎
皮質
コルチゾール
アルドステロン
デヒドロエピアンドロステロン
(DHEA)
髄質
アドレナリン
ノルアドレナリン
すい臓
インスリン
グルカゴン
ソマトスタチン
内臓脂肪
アディポネクチン
卵巣
エストロゲン
プロゲステロン
精巣(睾丸)
テストステロン

## ホルモンは何からできているのか？

ホルモンはその材料と構造によって、以下のように大きく三つに分けることができます。

**ペプチドホルモン**

たんぱく質のもとになるアミノ酸が、小さなもので3個以上、大きなもので100個以上連なって構成される。標的とする細胞内に入り込まず、細胞内のたんぱく質を活性化させることで作用を促す。

・主なホルモン…オキシトシン、成長ホルモン、グルカゴン、インスリンなど

**アミン・アミノ酸型ホルモン**

アミノ酸から酵素を介して合成される非常に小分子のホルモン。

・主なホルモン…アドレナリン、ノルアドレナリン、メラトニン

**ステロイドホルモン**

コレステロールを材料とするホルモン。分子が小さく、脂溶性なので細胞膜に入り込んで直接情報を伝える。

・主なホルモン…コルチゾール、アルドステロン、男性ホルモン、女性ホルモン

このように、ホルモンの生成には、たんぱく質のもととなるアミノ酸が欠かせません。ダイエットのために肉や魚の摂取が不足すると、ホルモンの生成にも影響が及び、体に悪影響を与えかねません。

また、ステロイドホルモンは、一般的には「体に悪いもの」と思われているコレステロールが主な材料となっています。驚かれるかもしれませんが、ステロイドホルモンだけでなく、体内にある細胞全部の細胞膜の材料としてもコレステロールは使われています。コレステロール値が高過ぎるのは問題ですが、体にとって非常に重要な役割を担っているのがコレステロールなのです。

ただし、材料が揃《そろ》っていればホルモン生成が順調にいくかというと、そう簡単ではあり

ません。ホルモン生成のためには、体の機能が順調に働く必要があります。簡単に言えば、体の各部位が正しく働く健康な体でなければなりません。当然、体の機能が老化していると、必要なホルモンがつくれなかったり、不要なホルモンを過剰につくり過ぎてしまったりという不具合が起きてしまいます。

## 分泌量を調整する視床下部

微量で効果を発揮するホルモンは、わずかな分泌量の変化でも体に異常をきたすことがあります。

そのため、ホルモンを適正な量に調節する仕組みが体には備わっています。元締めとしてセンサーの役割をしているのは、間脳の一部を占める「視床下部」です。視床下部は体の各所にある内分泌腺から「ホルモンが足りない」との情報を得ると、ただちにホルモンの分泌量を調整する作業に入ります。

まず視床下部が該当するホルモンの分泌を促す「放出ホルモン」を血中に分泌し、その情報が脳下垂体へ届きます。脳下垂体からは「刺激ホルモン」が分泌され、ターゲットとなる細胞が情報を受容し、ホルモン生成が行われるのです。

また、ホルモンが過剰に分泌され過ぎた場合にも、同様の流れで情報が伝わりますが、この場合には放出ホルモンも刺激ホルモンも、平常時に比べて分泌量が低下します。こうすることで最終的な目的のホルモン生成も抑えられるようになります。こうしたホルモンの抑制機序は「フィードバックコントロール」と呼ばれ、ホルモン量調整のカギとなっています。

このホルモンをめぐる連携を知ると、視床下部がしっかり仕事をしてくれれば、全身のホルモン量は常に良い感じにコントロールされ、老化も抑えられるのではないかという疑問がわいてきます。しかし、残念ながら加齢とともに、視床下部の放出ホルモンの調整機能が衰え、各内分泌器官の機能も低下し、適正なホルモン生成は難しくなっていきます。そうなると、先に述べた、四つの機能にも影響が及び、さまざまな部位の老化が進んでしまうことになるのです。

## 加齢で変化するホルモン

ホルモンは24時間、365日、私たちの体内で分泌され、体のコントロールを行っています。起床の数時間前に「コルチゾール」が分泌されることで目が覚め、「セロトニン」が覚醒を促します。

食事をすれば「インスリン」が血糖値をコントロールして、仕事や勉強の際には「アドレナリン」が働きます。トレーニングをすれば「成長ホルモン」が筋肉の生成を助け、「テストステロン」が脂肪分解の手助けをします。

ベッドに入った際の寝つきをよくするのは「メラトニン」の力、そして眠っている間には「成長ホルモン」が新陳代謝を促してくれます。

代表的な1日のホルモンサイクルをお話ししましたが、ほかにも100種類以上のホルモンが、みなそれぞれの働きをしています。

それらのホルモンが、最適なタイミングで最適な量が分泌されていれば、体の機能はいつもスムーズで、ホルモン年齢が実年齢を上回るようなことはありません。では、ホルモンの分泌量に異常が起きたとき、どのような体の変化が現れるのでしょうか。

主要なホルモンの特徴と分泌量の変化による、体への影響を簡単に解説しておきましょう（表1も参照）。それぞれ、症状との関連は後の章で詳しく述べますが、ここでは多くのホルモンが体調や老化に関連していることを知っていただければ結構です。

**メラトニン**

脳内の時間監視係の役割をするホルモンで、脳の奥深くにある松果体《しょうかたい》でつくられる。睡眠と覚醒の周期を司り、「天然の睡眠薬」とも呼ばれる。

●分泌低下で起こる主な不調…睡眠障害、免疫力の低下、発がん頻度の増加、コレステロールの代謝異常

夜、眠れない、深く眠れず何度も目が覚める。日中眠くて仕方ない。そんな不調が現れたときには、メラトニンの生成が正しく行われていない可能性があります。精神神経科などを受診すると、簡単に睡眠導入剤を処方されるかもしれませんが、メラトニンの生成が上手く行われるように調整するほうが先決と考えてください。

夕方ごろより始まるメラトニンの分泌は朝、起きたときに光をあびることで生成が一度

停止します。これが体内時計のリセットで、体内時計と地球の自転周期とのずれを修正する大事なセレモニーです。その後、夕方ごろより分泌が再び始まり、就寝時間に近づくと「眠気」効果を発揮します。詳しくは後述しますが、朝、朝食をとる、カーテンを開けて空気の入れかえをする、朝散歩をするなどは、メラトニン生成に役立つ習慣です。

**成長ホルモン**

別名ソマトトロピンと呼ばれ、脳下垂体から分泌される。幼児期に大量に分泌され、成長期に骨が成長するのを助け、欠乏すると発育不全を招く。成人以降も分泌は続く。

●分泌低下で起こる主な不調…体脂肪の増加、筋肉重量の低下、骨密度の減少、性欲の低下、皮膚の厚みの増大、脂質代謝の悪化、傷の治りが遅くなる、感染症罹患《りかん》率の上昇、運動能力の低下、記憶力の低下、毛髪の減少

そのネーミングから成長期に必要なホルモンと思われがちですが、成長ホルモンは一生必要なホルモンです。私たちの体内の細胞は日々生まれ変わっていますから、常に成長ホ

| 内分泌腺と分泌されるホルモン | | ホルモンのはたらき |
|---|---|---|
| すい臓 | グルカゴン | 血糖値（血液中のブドウ糖の量）を上昇させる。 |
| 胃腸 | セクレチン | 消化液のすい液の分泌を調節する。 |
| | コレシストキニン | 胆嚢から胆汁を排泄させ、すい液の分泌を促進する。 |
| | ガストリン | 胃の収縮と胃酸の分泌を助長する。 |
| | 胃抑制性ポリペプチド（GIP） | すい臓からのインスリンの分泌を促進する。 |
| | モチリン | 胃などの上部消化管の蠕動運動を調節する。 |
| | グルカゴン様ペプチド（GLP-1） | すい臓からのインスリンの分泌を促進する。 |
| | 血管作用性腸ペプチド（VIP） | 胃酸の分泌を抑え、すい臓を刺激してインスリンを分泌。 |
| | グレリン | 食欲を亢進させる。成長ホルモンの分泌を促進する。 |
| 腎臓 | エリスロポエチン（EP） | 赤血球を成熟させる。 |
| | レニン | アンギオテンシンと協力し、血圧を上昇させる。 |
| | 活性型ビタミン$D_3$ | 小腸からのカルシウムとリン吸収を促進し、骨を発育させる。血液中のカルシウム量を一定に保つ。 |
| 心臓 | 心房性ナトリウム利尿ペプチド（ANP） | ナトリウムを尿に含ませて排出し、血圧を調節する。 |
| 肝臓 | アンギオテンシノーゲン | 腎臓から分泌されるレニンによってアンギオテンシンに変化し、血圧を上昇させる。 |
| | IGF-1（インスリン様成長因子1） | 成長ホルモンの働きを助ける。 |
| 精巣 | テストステロン | 男性性器の発育、第二次性徴の発来、精子の形成、造血など。 |
| 卵巣 | エストロゲン | 子宮内膜の増殖、子宮筋の発育、乳腺の増殖、第二次性徴の発来、骨や脂質の代謝、性周期の調節。 |
| | プロゲステロン | 妊娠維持、体温上昇、排卵抑制、乳腺発育など。 |
| 胎盤 | 絨毛性ゴナドトロピン（HCG） | 排卵を起こさせる。プロゲステロンを産生させる。 |
| 内臓脂肪 | レプチン | 食欲を抑制する。エネルギー消費を促進する。 |
| | アディポネクチン | 動脈硬化を抑制する。インスリンの効きをよくする。 |

「コトバンク」をもとに編集部にて作成

## 表1　主なホルモンの働き

| 内分泌腺と分泌されるホルモン | | | ホルモンのはたらき |
|---|---|---|---|
| 視床下部 | | 副腎皮質刺激ホルモン放出ホルモン(CRH) | 脳下垂体前葉から副腎皮質刺激ホルモンを分泌させる。 |
| | | 成長ホルモン放出ホルモン(GHRH) | 脳下垂体前葉から成長ホルモンを分泌させる。 |
| | | 甲状腺刺激ホルモン放出ホルモン(TRH) | 脳下垂体前葉から甲状腺刺激ホルモンを分泌させる。 |
| | | 黄体化ホルモン放出ホルモン(LHRH) | 脳下垂体前葉から性腺刺激ホルモン(卵胞刺激ホルモン、黄体化ホルモン)を分泌させる。 |
| | | ソマトスタチン | 脳下垂体からの成長ホルモンの分泌を抑制する。 |
| 脳下垂体 | 前葉 | 成長ホルモン(GH) | 体の成長を促す。 |
| | | 甲状腺刺激ホルモン(TSH) | 甲状腺から甲状腺ホルモン(サイロキシン、トリヨードサイロニン)を分泌させる。 |
| | | 副腎皮質刺激ホルモン(ACTH) | 副腎皮質から副腎皮質ホルモン(コルチゾール、アルドステロンなど)を分泌させる。 |
| | | 卵胞刺激ホルモン(FSH) | 女性の卵巣から女性ホルモン(プロゲステロン、エストロゲン)を、男性の睾丸から男性ホルモン(アンドロゲン)を分泌させる。 |
| | | 黄体化ホルモン(LH) | |
| | | プロラクチン(PRL) | 乳汁を分泌させ、卵巣の黄体を刺激する。 |
| | 後葉 | バソプレシン(ADH) | 水を再吸収して尿を濃縮させる。 |
| | | オキシトシン | 愛情ホルモン。出産を促進し、乳汁の排出をうながす。 |
| 甲状腺 | | サイロキシン($T_4$) | 代謝機能を正常に保つ。 |
| | | トリヨードサイロニン($T_3$) | |
| | | カルシトニン | カルシウム代謝を調節する。 |
| 副甲状腺 | | 副甲状腺ホルモン(PTH) | カルシウム代謝を調節する。 |
| 副腎 | 皮質 | コルチゾール | 糖質代謝を調節する。炎症を鎮める。 |
| | | アルドステロン | 塩類(ナトリウム、カリウムなど)の代謝を調節し、血圧を上昇させる。 |
| | | デヒドロエピアンドロステロン(DHEA) | 性器を発育させる。 |
| | 髄質 | カテコールアミン(アドレナリン、ノルアドレナリン) | 血圧を上昇させる。 |
| すい臓 | | インスリン | 血糖値(血液中のブドウ糖の量)を下降させる。 |

ルモンが分泌されていないと体は急速に衰えてしまいます。

筋トレをして筋肉を成長させるにも欠かせませんし、傷を負ったときの治りにも成長ホルモンは関与しています。

また、近年、美容やアンチエイジングの目的で一部の医療機関で行われている「再生医療」でも、成長ホルモンやほかの成長因子（TGF－β[*1]、HGF[*2]など）の投与が行われています。バストアップのためにバスト内に脂肪を増やす、皮膚のハリを取り戻す、膝関節の軟骨の再生など、体内で細胞の成長を促す際に、成長ホルモンが重要な役割を果たすのです。

逆に言えば、成長ホルモンが枯渇すると、見た目年齢が明らかに衰えていきます。男性でいえば筋肉が落ちる、皮膚が硬くなる、毛髪が減少するなどが当てはまります。女性では髪のパサつき、肌の潤い消失、骨密度の低下などが顕著になります。

見た目年齢を維持するためには、成長ホルモンの正常な分泌が重要なのです。

**テストステロン**

代表的な男性ホルモン。主に睾丸で生成されるが、女性にも男性の20分の1のレベルで存在する。

●分泌低下で起こる主な不調…性的衝動や積極性の低下、うつ的傾向、筋肉の生成不良

●分泌上昇で起こる主な不調…脱毛、前立腺肥大や前立腺がん発症の危険

いわゆる男性的な見た目や機能に大きく関わるのが、男性ホルモンの代表、テストステロンです。薄毛、勃起不全、前立腺に関わる病気などに必ず関わるホルモンといってよいでしょう。

テストステロンは、結合などの形状によっていくつかの形態に分類されます。全体の20～30％はアルブミンと呼ばれるたんぱく質と結合し、50～70％はアルブミン以外のたんぱく質と結合しています。これらはいわゆる男性ホルモン的な働きはしません。一般的な意味での男性ホルモンとして活性化するテストステロンは「遊離テストステロン」といい、全テストステロンの1～3％しか存在しません。つまり、テストステロンの中の遊離テストステロンをどれくらい分泌できているかが重要になるのです。

**図3　加齢によるテストステロンの低下傾向**

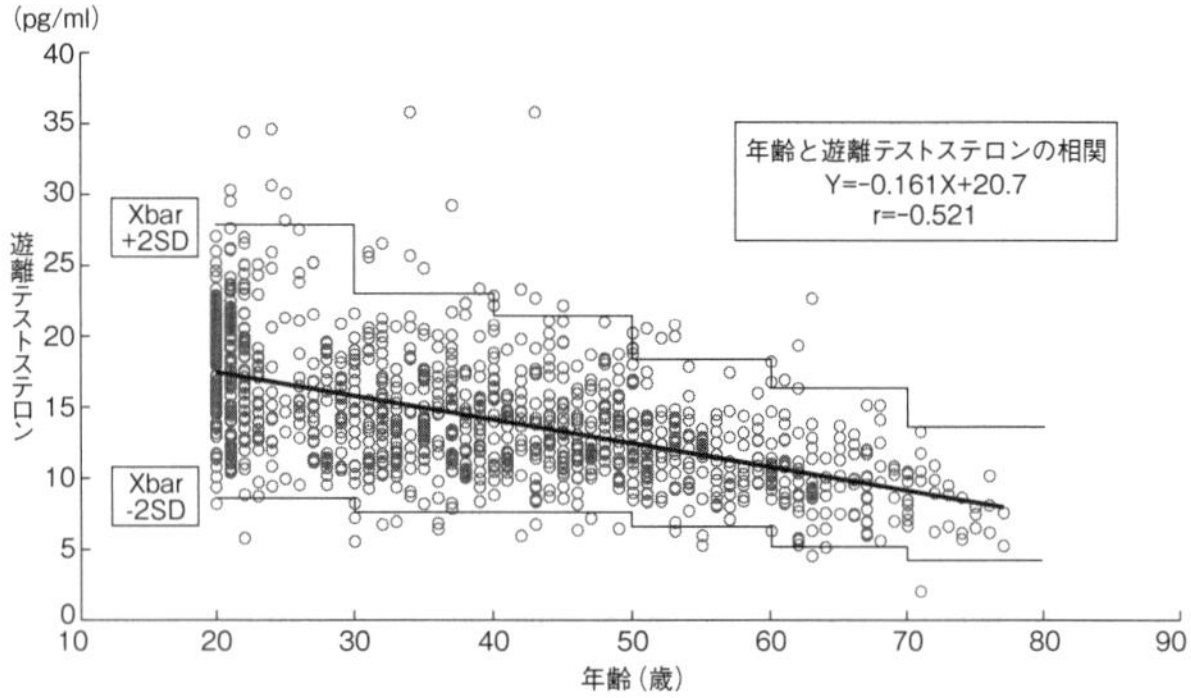


出典：岩本晃明、柳瀬敏彦 他「日本人成人男子の総テストステロン、遊離テストステロンの基準値の設定」、「日本泌尿器科学会雑誌」95巻6号、751〜760頁、2004年

図3は、1143人の遊離テストステロンの量を計測したデータです。人によっては高齢になっても高い数値を維持している場合もありますが、おおむね20歳以降、テストステロンの分泌は徐々に下降し、60代以降で顕著に低下していることがわかります。

また、中年期の男性が「うつ病」に罹患しやすくなるのも、テストステロンの不足と深い関係があります。社会的ストレスを多く受けるという背景ももちろんあるのですが、加齢によってテストステロンが減少したためにネガティブ志向になったり、対人関係が面倒になったり、人によっては希死願望を持ってしまうこともあります。精神神経科を受診することも大切ですが、テストステロンが不足していないかのチェックも治療のためには重要です。

**エストロゲン**

女性ホルモンの代表。卵巣でつくられ、第二次性徴の発現や、性周期や妊娠、出産に関わる。

●分泌低下で起こる主な不調…更年期障害のさまざまな症状、骨粗しょう症、脳血管障害や心臓病のリスク、認知症の進行

母親としての体のサイクルを維持するために重要なホルモンです。生理周期に関わり、妊娠、出産、授乳をコントロールする役割も持ちます。

それと同時に、自律神経の働きにも大きく影響し、エストロゲン分泌の増減によって心拍数、体温、血圧などが変化します。生理周期によってメンタル面で不調を感じたり、人によってはイライラや落ち込みが強くなったりするのもエストロゲンが関与していることはままあります。

## 図4　年齢による女性ホルモン（エストロゲン）分泌量の変化

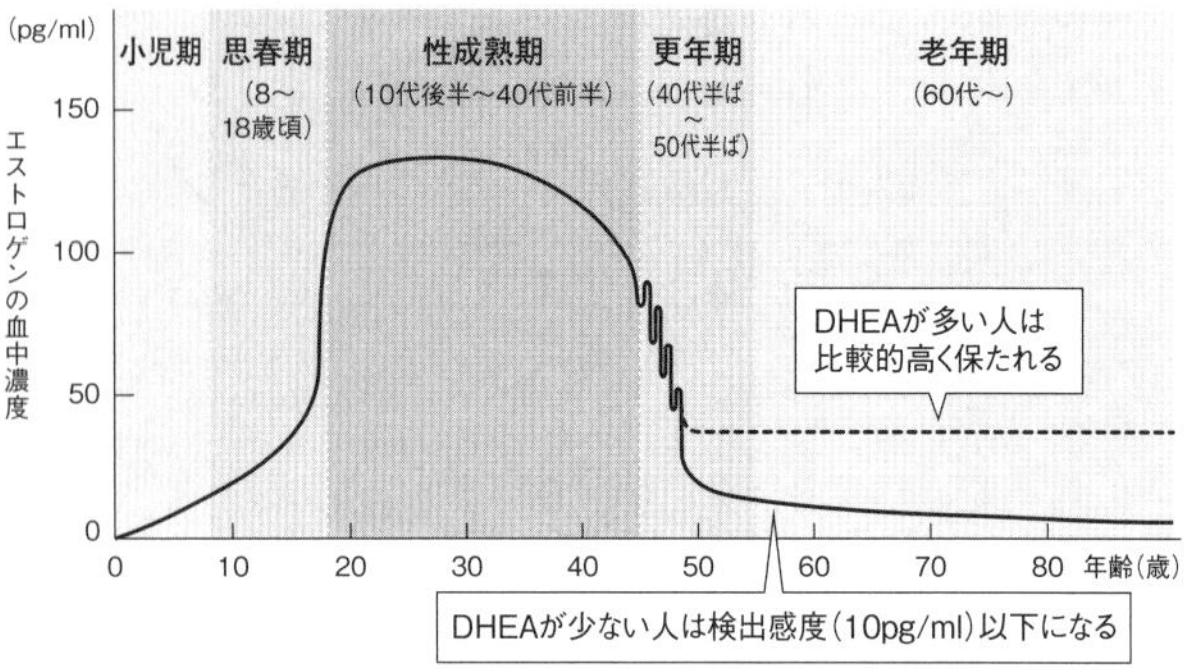


女性の体を守る機能もありますので、エストロゲンが十分に分泌されている女性は、男性に比べていわゆる成人病にかかるリスクは抑えられています。更年期を迎え、エストロゲンの分泌が急激に減少すると（図4）、血管や骨、皮膚、肝臓などの器官にトラブルが増えてくるのはそのためです。

**プロゲステロン**

副腎や卵巣でつくられる女性ホルモン。受精した卵子が着床しやすくなるように子宮内膜の状態を整え、妊娠を維持する。男性にも分泌され、男女を問わず生命維持に必要な、活力の増大、健全な性衝動の回復、睡眠障害の緩和などの作用がある。

●分泌低下で起こる主な不調…乳がんの発症リスク

が高まる

プロゲステロンは前出のエストロゲンとの分泌量のバランスがとれていないと体に不調をきたします。もっとも大きな働きである妊娠のための準備はもちろん、メンタルの安定、骨の生成、がんに対する抵抗力などにも影響が及びます。

特に更年期以降の女性では、二つのホルモンの分泌バランスが崩れやすく、心身の不調を訴える人が増えてきます。

**甲状腺ホルモン**

首の前側にある甲状腺でつくられるホルモン。心拍数や体温、脳神経機能に作用する、生きるために必要なホルモン。ほかのホルモンの分泌状態が良好に保たれていても、甲状腺ホルモンが欠乏すると、体全体の活動が上手く作動しなくなる。

●分泌低下で起こる主な不調…疲れやすい、頭痛、情緒不安定、食欲不振、関節の硬直、性的衝動の低下、心筋の伸縮性の低下甲状腺ホルモンは全身の細胞と関わりを持ち、その不足は新陳代謝を低下させる原因となります。甲状腺機能が低下し甲状腺ホルモンが不足すると、だるさや無気力感を覚えるようになり、人によってはうつ病のような症状が現れることもあります。肌がかさついたり、頭髪が抜けたりするなど、老化現象と勘違いされるような症状も起こります。「歳のせい」と放っておいてしまうと、「橋本病」などの甲状腺機能低下症を発症することもあり、治療が必要になります。

橋本病は女性の発症が多く、慢性的に甲状腺で炎症が起こり、甲状腺ホルモンの分泌が低下する病気です。症状は全身の倦怠感《けんたいかん》、むくみ、体重増加、冷え、月経過多、無気力などです。

反対に甲状腺ホルモンの分泌が亢進《こうしん》すると新陳代謝が盛んになり過ぎて、興奮しやすくなったり、イライラしやすくなったりします。病的な亢進になると「バセドー病」と診断されます。食べても痩せる、下痢をしやすくなる、脈が速くなる、疲れやすくなるなどの症状が現れ、投薬や手術などの治療が必要となります。

**コルチゾール**

副腎皮質から分泌されるステロイド系のホルモン。早朝から午前中に分泌が亢進する。ストレス刺激を受けて分泌され、血圧や血糖の上昇などを行う。

●分泌上昇で起こる主な不調…骨密度の低下、免疫力低下、肥満や高血圧の助長、肌の老化、記憶障害

炎症を抑える、運動機能を上昇させる、傷を癒やすなど、体の機能レベルを急激に上げる、強い作用を持つのがコルチゾールです。

反面、副作用があるのもコルチゾールの特徴で、分泌量が増加し過ぎると血糖値が激しく上昇し、糖尿病へ移行するリスクがあります。強い免疫抑制作用によって感染症を起こしたり、高血圧、血栓症、骨粗しょう症などの危険もあります。それだけにコルチゾールの分泌量を適正に保つことが健康維持につながるのです。

**インスリン**

すい臓で分泌される。ブドウ糖をエネルギーに変え、血糖値を下げる唯一のホルモン。たんぱく合成を助け筋肉をつくり、脂肪を蓄える作用もある。

●分泌上昇で起こる主な不調…動脈硬化、2型糖尿病の発症

一般的によく知られている通り、インスリンは食後に上がった血糖値を下げる働きをするホルモンです。急激に血糖を上げるような食事を続けると、慢性的なインスリン不足に陥り糖尿病を発症します。注射でインスリンを補充し、血糖を安定させるのが糖尿病の一般的な治療となります。

また、インスリンは食事で余剰となったブドウ糖を中性脂肪に合成する作用も持っています。脂質や糖質の多い食事や運動不足が日常的に続くと、糖尿病へのリスクが高まるだけでなく、中性脂肪が増え、いわゆる中年太り体型になっていきます。

註

＊1　形質転換（トランスフォーミング）増殖因子。抗炎症効果などがあり、敏感肌の改善効果などがあります。

＊2　肝細胞増殖因子。肝臓だけでなく、肌細胞の細胞増殖促進、細胞運動促進、形態形成誘導、血管新生など組織再生に関わります。

# 第2章　「ホルモンの母」DHEAの実力

## ホルモンを統括するＤＨＥＡ

ホルモンが体調不良や老化に関与していることを理解いただいたところで、ここからはホルモンの親玉ともいえるＤＨＥＡについて話を進めていきましょう。

ＤＨＥＡはホルモンの中でも特別な存在です。コレステロールから合成されるステロイド系ホルモンの一つで、体内にもっとも豊富に存在するホルモンでもあります。豊富というだけでなく、ＤＨＥＡそのものが、多くのホルモンの材料になっている点も、ＤＨＥＡが体に大きな影響を与える一因になります。

副腎皮質ホルモンとして知られるコルチコステロン、コルチゾールや、筋肉を増強するたんぱく同化ホルモン、ナトリウムイオンやカリウムイオンの濃度調整に関わる鉱質ホルモンのほか、男性ホルモンのテストステロン、女性ホルモンのエストロゲンとプロゲステロンなどがＤＨＥＡをもとにつくられていますが、これらのホルモンは体の機能を健康的に維持するために必要なものばかり。ＤＨＥＡが別名「ホルモンの母」と呼ばれるのもうなずけます。

多くのホルモンの生成に関わっているだけでなく、多種のホルモンの代わりとなって作用する性質も持っています。何かのきっかけでほかのホルモン分泌量が不足したときに、DHEAで補うことができるわけですから、DHEAが十分に備わっていることは、体の機能を維持するにあたって非常に効率が良いのです。

## 長生きの人は血中DHEA濃度が高い

DHEAは寿命とも大きな関係を持つことがわかっています。

ここで、ご自身の高齢期を考えていただくために、寿命に関わるデータを紹介しておきましょう。世界トップの長寿国、日本。WHO（世界保健機関）が発表した「世界保健統計2023年版」によれば、日本人の平均寿命は84・3歳で世界1位。2位のスイスに約1歳の差をつけています。ご存じの通り、日本人の平均寿命は更新を続けており、過去20年で約2・5歳も延びています。

しかし、寿命が延びているからと言って、必ずしも幸せな高齢期を過ごせているわけではありません。その指標となるのが「健康寿命」です。健康寿命はWHOが2000年に提唱したもので、厚生労働省では「平均寿命から寝たきりや認知症など介護状態の期間を差し引いた期間」と定義づけています。

２００1年から調査が開始され、最新の統計である２０１９年の厚労省のデータでは、日本人の健康寿命は男性が72・６８歳、女性は75・３８歳。この年齢までは、健康上の問題で日常生活に制限を受ける人は少ないと判断できます。

さて、肝心なのは平均寿命と健康寿命の差です。男性では８・７３歳、女性は12・０７歳。この亡くなるまでの約10年が、「健康」と呼べない状態で生活しなければならない期間に相当します。

ご自身の将来を想像してみてください。病気やケガで寝たきりになる可能性を予測はしていても、その期間が10年となると、急にわが身の健康を懸念する人も多くなるのではないでしょうか。介護で家族に迷惑はかけたくない。とはいえ、介護施設や病院で10年近くも見知らぬ人の世話になるのも耐え難い。正直、私もそのように考えます。最期のときまで、自分の頭で考え、自分の足で動き、やりたいことをして、食べたいものを食べて過ごしたい。不老長寿よりも、ピンピンコロリを望むのが一般的でしょう。

そこで重要になるのがＤＨＥＡです。

ＤＨＥＡは健康寿命に大きな影響を与えます。主たる作用の一部だけでも、免疫機能の強化、脂肪燃焼、筋肉の維持、新陳代謝や糖代謝の改善、記憶力の維持などがあげられます。感染症から身を守り、太りにくく筋肉や骨のしっかりした体を維持する、さらに生活習慣病のリスクを下げ、認知機能の維持にも役立つのですから、健康寿命と大きな関わりがあることは十分予測できると思います。

実際、いくつかの大規模な調査によって長寿の人はＤＨＥＡの血中濃度が高いことがわかっています。アメリカ、メリーランド州の都市・ボルチモアでジョージ・Ｓ・ロス（George S Roth）氏（国立老化研究所／ＮＩＡ）らが数百名を対象に20年以上にわたって調査したところ、ＤＨＥＡの値の高い人ほど生存率が高いことが証明されていますし[*1]、久留米大学医学部内科学講座心臓・血管内科部門の榎本美佳《えのもとみか》氏らが発表した「デヒドロエピアンドロステロン（ＤＨＥＡＳ）の値と長寿との関係について」という論文[*2]でも、福岡県久留米市で行われた940名を対象にした調査で、30年間の死亡率とＤＨＥＡの血中濃度が深い関係にあることが確認されています。なお、ＤＨＥＡ－ｓはＤＨＥＡの安定型で、血液検査ではDHEA－sを測定するのが一般的です。

## 加齢により減少するDHEA

DHEAは胎児のときから体内での生成がスタートします。誕生後、生成は一旦、制御されますが、6歳ごろから再び生成が始まり、20～25歳ごろに生成量はピークに達します。そこから徐々に生成量は低下し、個人差はありますが、40歳ごろの男性のDHEA血中濃度は2500ng／ml（ナノグラム・パー・ミリリットル）程度、60歳ごろに最低値となるのが一般的です。

図5は、年齢とDHEA値の散布図です。この図を見ても、加齢によって男女ともにDHEAの血中濃度が減少していくことがわかります。個人差もあります。ただ、この図ではわかりにくいのですが、60歳以降にDHEA値がやや上向くことはしばしばあります。理由は明確にはわかりませんが、ストレスが多く、あるいは生活習慣病の予備軍となった40～50代でDHEA値が低下したものの、60歳以降でそれら負の要因から解放されたからではないかと想像できます。

## 図5　年齢とともに減少する血中DHEA濃度

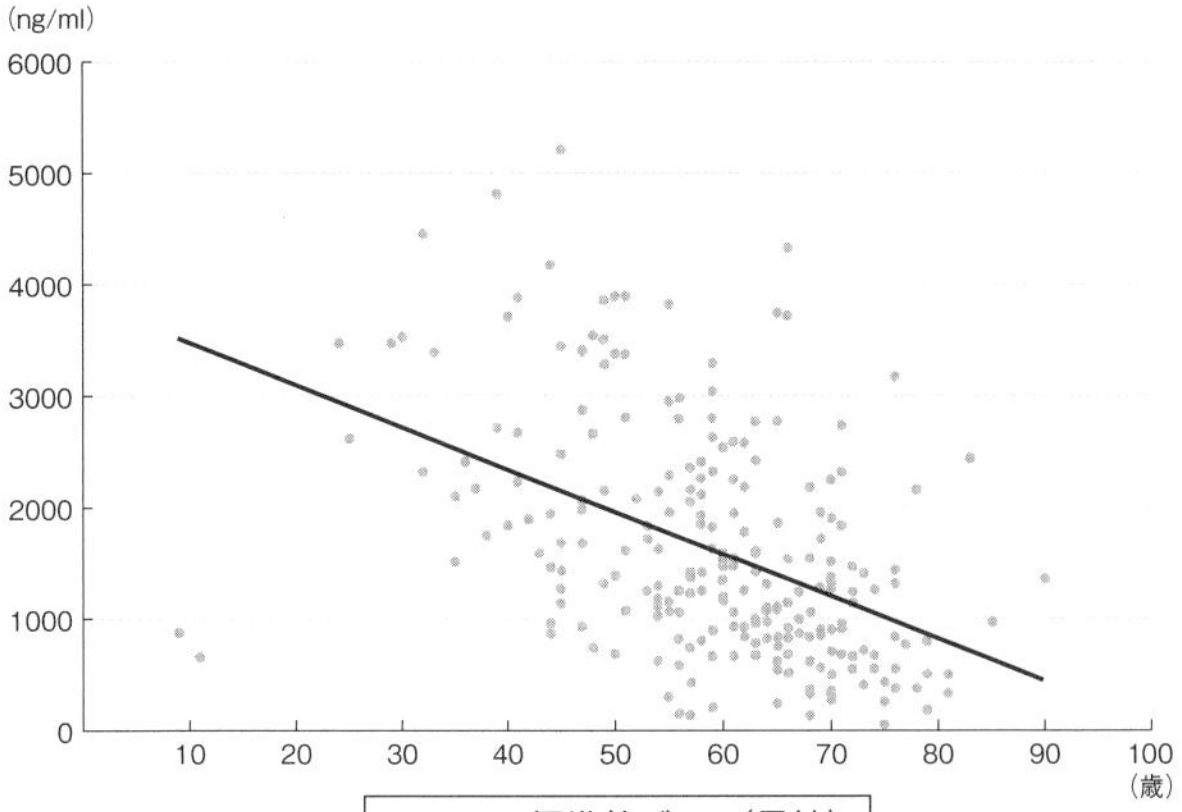


DHEA-s 標準値グラフ（男性）

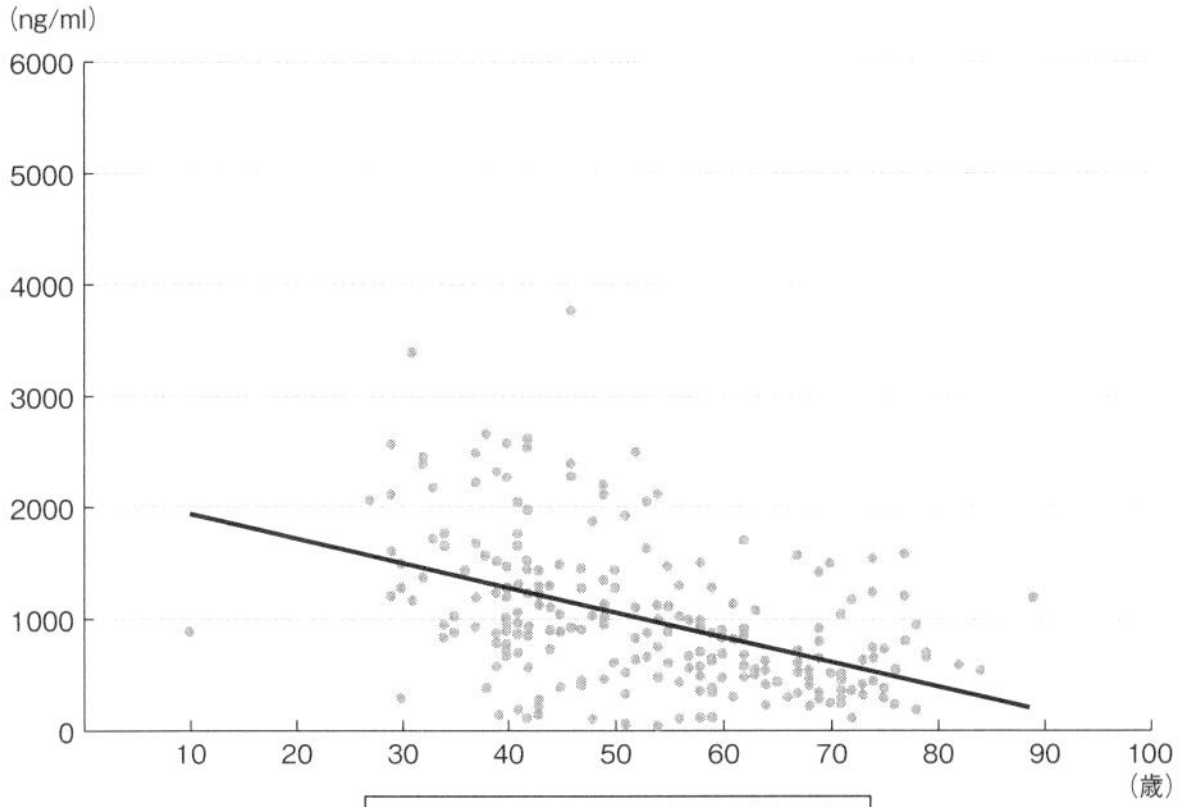


DHEA-s 標準値グラフ（女性）

出典：Nomoto K, et al., Development of a Model of Functional Endocrine Age in Japanese People, *Anti-Aging Medicine* 8(5): pp.69-74, 2011.

とはいえ、ＤＨＥＡの血中濃度は高ければよいというわけでもありません。数値が異常に高い場合は、副腎皮質腺腫など、ホルモン産生性の悪性腫瘍を疑う必要があります。

ＤＨＥＡに限らず、ホルモンの微細な血中濃度の変化は、体に大きな変化を起こします。たとえば成長ホルモンの過剰は、手足の先端やあごが長くなる先端巨大症を引き起こしますし、アルドステロンが過剰に分泌されると高血圧になります。コルチゾールの過剰では、ニキビの増加、腹部の脂肪過多、毛深くなるなどの症状を呈するクッシング症候群を、アドレナリンやノルアドレナリンの過剰では高血圧、高血糖、頭痛、多汗、体重減少、頻脈などの症状が特徴である、褐色細胞腫を引き起こす可能性があります。

わずかな分泌量で体に大きな影響を与えるのがホルモンです。しかし、ほとんどの人はご自身のホルモンの値を知らずに生活を送っているはずです。血圧や血糖値を測ることはあっても、ホルモンの検査に重要な意味のあることを知らない人が大多数でしょう。ここに「歳だから」と健康をあきらめてしまう原因があると私は考えています。

年齢とともに減少していくＤＨＥＡ。その影響は、体のさまざまな部分に現れます。健康診断で「要注意」と診断されるような結果が出たりするなど、何となく感じる不調の多くもＤＨＥＡの分泌低下と関係があります。

健康診断の数値で言えば、脂質系や糖代謝系の異常、骨密度の低下、体重の増加などに変化が現れます。「再検査」とまではいかないまでも、「経過観察」のカテゴリーに入った検査項目があれば、ＤＨＥＡが同年齢の人より減少していると予測できます。

免疫力の低下から、風邪をひきやすくなる、疲れがとれにくい、頑張りがきかなくなるなどの自覚症状も出始めます。ＤＨＥＡが減少することで、ほかのホルモンの補填ができなくなり、全身症状として気だるさや眠気が続いたり、また人によってはうつ的な傾向が強く現れたりすることもあります。

## がん罹患率にもＤＨＥＡの減少が関与

がんの罹患率が中年期以降に高くなるのも、ＤＨＥＡの減少と関係があると考えられます。このことは、がん発症のメカニズムを知ると納得できると思います。

がんの診断はかなり進行した状態でなければできません。最新の研究では、若い人や健康な人の体内にもがん細胞が存在することがわかっています。

がん細胞の発生機序についてはすべてが解明されているわけではありませんが、細胞が生まれ変わるときに、何らかの要因によって遺伝子に傷がつき誤った情報で細胞がつくられてしまうことが一因としてあげられます。

通常、細胞は一つのものが二つに分裂しますが、この傷ついた細胞は際限なく増殖する特性を持ちます。これらがかたまりとなると「腫瘍」と呼ばれます。さらに、この腫瘍が正常な組織に入り込み増殖を続けると、「悪性腫瘍」と呼ばれるものになり、がんとなるのです。

がんの発生した部位にもよりますが、誤った情報の書き込まれた細胞が誕生してから、検診でがんと診断されるまでには、数年から十数年かかると言われています。50歳以降に、がん発生率が急激に高まることを考えると、がん細胞の赤ちゃんは40歳前後に誕生していることになります。

40歳といえば、DHEAが著しく減少する時期と合致します。DHEAの低下によって、免疫力が衰え、がん細胞の増殖に抗えなかったと推測することができるのです。実際、がん患者のホルモン分泌を調べると、健康な人と比べてDHEAが極端に少ないこともわかっています。[*3]

## 更年期障害とＤＨＥＡ

50歳前後で多くの人が経験する更年期障害。女性特有の症状とされていたのは過去の話で、男性にとっても悩ましい症状が多々表出することは周知の事実です。症状の現れ方、強弱は人それぞれですが、その差にもＤＨＥＡが関与しています。

まず、女性の更年期障害について見ていきましょう。

女性ホルモンと呼ばれるエストロゲンとプロゲステロンの二つは、女性の体のさまざまな機能を調整しています。女性特有の体型の形成や、排卵を促し、規則正しい月経周期を維持する、妊娠、出産にも大きく関わるホルモンです。

10代後半から女性ホルモンの働きは活発になり、30代でピークに達します。その後、50歳前後で卵巣機能の停止に向けて、女性ホルモンの分泌量が低下し閉経を迎えます。閉経をはさんだおよそ10年間は更年期と呼ばれ、病気ではないのにさまざまな体の不調が現れやすくなります。卵巣で生成されるエストロゲンの分泌の揺らぎが原因で、症状を総称して「更年期障害」と呼びます。
ホットフラッシュ（ほてり、のぼせ、発汗）、めまい、動悸《どうき》、頭痛、肩こり、情緒不安定、疲れやすさなど、更年期障害の症状は千差万別ですが、なかには自覚症状のほとんどない人がいます。なぜ、更年期障害を感じずに過ごせる人がいるのか。答えは、ホルモンのベースとなるＤＨＥＡが十分に生成されているからです。

更年期を過ぎて、卵巣でのエストロゲン生成が終了すると、血中のエストロゲン値は底をつき、70歳の女性では10pg／ml（ピコグラム・パー・ミリリットル）以下、測定不能となる人がほとんどです。

しかし一部の人では、20〜30pg／mlのエストロゲンが計測できる場合があります。卵巣でつくっていないはずのエストロゲンが枯渇していない理由は、副腎でＤＨＥＡが豊富に生成されているからにほかなりません。そのおかげで、更年期障害に悩まされることなく40代、50代を過ごすことができるのです。

男性の場合、男性ホルモンのテストステロンが更年期を左右します。睾丸でつくられるテストステロンの量は、女性のように急激なカーブを描くのではなく、40歳以降ゆるやかに減少していきます。そのため、女性の更年期が10年間に限られるのに対し、男性は40歳以降、際限なく更年期の症状が現れる可能性があります。

もっとも顕著に感じられる症状としては、ＥＤ（勃起障害）があげられます。60歳で約60％の人に見られる症状で、血管の機能と深い結びつきがあります。ほかにも生活習慣病のもととなる、肥満、骨密度の低下、動脈硬化、血管内皮機能の低下、メンタル面でうつ傾向が見られるようになる人もいます。

男性の場合も、女性と同様、更年期に苦しむ人とそうでない人がいるのは、ＤＨＥＡの分泌量が関係しており、加齢によって減少したテストステロンを、ＤＨＥＡで代用できるか否かが、更年期障害の強弱に影響してくるのです。

### 生殖医療とＤＨＥＡ

少子化の歯止めがきかない日本では、国をあげて不妊治療へのサポートがスタートしています。

不妊にはいくつかの原因がありますが、女性側の原因の多くを占める「排卵」や「着床」が因子の場合、ＤＨＥＡを投与することで有効な結果を得られる可能性があります。特に体外受精では、卵子の成熟、胚《はい》の発育、そして着床がテーマになります。

　これらをサポートするのがＤＨＥＡです。検査で女性ホルモンの分泌が低下していると判断された女性にＤＨＥＡを投与すると、採卵率の上昇、着床率の改善、流産率の低下、卵子の質の向上などが認められるのです。実は日本では、この分野でもっとも多くＤＨＥＡが利用されています。排卵誘発剤を使用するケースでも、事前にＤＨＥＡを増やしておくと、排卵誘発剤に反応する前の小さな卵胞の発育が促進されることもわかっています。

　なぜこのようなことが起こるか明確な理由は判明していませんが、細胞のミトコンドリアでエネルギー生産に関わるたんぱく質の働きを、ＤＨＥＡが強めるのではないか、と専門家の間で研究が進められているところです。

　ミトコンドリアは一つの細胞内に１００～２０００個含まれる小器官で、細胞内でのエネルギー生成や、細胞の生まれ変わりをコントロールする役割を持っています。また、運動時に筋肉を収縮させるためのエネルギー生成も行っています。したがって、ミトコンドリアの機能が低下するとエネルギー不足に陥り、疲れやすい、だるい、やる気が出ないなどの自覚症状が現れるようになります。

卵胞の成長や着床に関わる細胞内のミトコンドリアの活性には、女性ホルモンの力が必ず必要になりますが、それらの働きに不足がある場合、ＤＨＥＡを補充することで卵胞内のエネルギー産生が高まり、不妊治療の効果を高めるというのは納得のいく機序だと私も考察しています。現状、ＤＨＥＡは保険適用とはなっていませんが、今後の国の少子化対策として有効利用される可能性は十分にあるでしょう。

## ドーピング認定されるＤＨＥＡ

オリンピックなどスポーツ競技では「ドーピング」が話題に上ることがあります。興奮作用のあるものや、筋肉量を増やすもの、精神的動揺を防ぐものなど、多くの薬物やサプリメントが、運動能力や精神面を意図的に増強するとして禁止されています。

実は、ＤＨＥＡも競技や大会によってはドーピングの対象となります。筋肉を増強し、骨の維持にもつながりますし、抗ストレス作用もある。ＤＨＥＡは私たちの体に実装されているドーピング薬ともいえるのです。

一般の人が自身の体を強くするために、ＤＨＥＡを使用することはもちろんドーピングにはなりませんが、公平を担保すべきスポーツ競技では禁止されるほど明確な作用が確認されているのです。

註

＊1　Roth GS, Lane MA, Ingram DK, Mattison JA, Elahi D, Tobin JD, Muller D, Metter EJ, Biomarkers of caloric restriction may predict longevity in humans, *Science* 297(5582): p.811, 2002.

＊2　榎本美佳、足達寿「デヒドロエピアンドロステロン（ＤＨＥＡＳ）の値と長寿との関係について――一般住民を対象とした長期疫学的研究より――」 https://www.daiwa-grp.jp/dsh/results/36/pdf/27.pdf

＊3　Schwartz AG, Dehydroepiandrosterone, Cancer, and Aging, *Aging and Disease* 13(2): pp.423-432, 2022.

Leal YA, Song M, Zabaleta J, Medina-Escobedo G, Caron P, Lopez-Colombo A, Guillemette C,

Camargo MC, Circulating Levels of Sex Steroid Hormones and Gastric Cancer, *Archives of Medical Research* 52(6): pp.660-664, 2021.

Cheung YT, Chemaitilly W, Mulrooney DA, Brinkman TM, Liu W, Banerjee P, Srivastava D, Pui CH, Robison LL, Hudson MM, Krull KR, Association between dehydroepiandrosterone-sulfate and attention in long-term survivors of childhood acute lymphoblastic leukemia treated with only chemotherapy, *Psychoneuroendocrinology* 76: pp.114-118, 2017.

Miyoshi Y, Uemura H, Umemoto S, Sakamaki K, Taguri M, Suzuki K, Shibata Y, Masumori N, Ichikawa T, Mizokami A, Sugimura Y, Nonomura N, Sakai H, Honma S, Harada M, Kubota Y, Low serum dehydroepiandrosterone examined by liquid chromatography-tandem mass spectrometry correlates with poor prognosis in hormone-naïve prostate cancer, *Prostate* 76(4): pp.376-382, 2016.

Opdahl S, Nilsen TIL, Romundstad PR, Vanky E, Carlsen SM, Vatten LJ, Association of size at birth with adolescent hormone levels, body size and age at menarche: relevance for breast cancer risk, *British Journal of Cancer* 99(1): pp.201-206, 2008.

Chatterton RT, Functions of dehydroepiandrosterone in relation to breast cancer, *Steroids* 179: 108970, 2022.

# 第3章　免疫力低下と病的老化に抗う

## ストレスとホルモンの密接な関係

ストレスとホルモンは切っても切れない関係にあります。

私たちが日常生活で受けるストレスには、体の痛みや感情へのダメージなど自覚できるものから、紫外線や放射能、PM2・5などの環境因子、タバコ、酒、食品添加物などの有害物質など、さまざまな種類があります。そうしたストレスを心身が受けたとき、ストレスに対処するために、脳はホルモンを分泌して心身を守ろうとします。

外部からストレスとなる刺激を受けると、脳内にはさまざまな電気信号が飛び交い、大脳新皮質を起点に、扁桃体《へんとうたい》、視床下部へと指令が伝わります。ストレス信号を受けた視床下部は、自律神経と内分泌という二つのルートを使い分けて、ホルモン分泌のコントロールを行います。

自律神経を使ったルートでは、主として「アドレナリン」と「ノルアドレナリン」が分泌され、刺激に対抗するための行動を体に起こさせます。この行動の仕組みは原始的なもので、敵や獲物に出会ったとき、戦闘もしくは逃避反応を取るために備わった、スピードが勝負となる機能です。

歩道を歩いていて自転車とぶつかりそうになったとき、身の危険を察知して、反射的に「自転車をよける」という行動ができるのは、ノルアドレナリンが分泌されるからです。ノルアドレナリンは呼吸や心拍数を上げ、血管を収縮させ、血圧を上昇させます。血液が勢いよく流れることで、素早く体が動き、自転車をよけることが可能となります。

もし、そこで大きなケガを負ってしまった場合、一瞬は大きな痛みに襲われますが、しばらくすると鈍痛へと変化します。このときに作用しているのがアドレナリンで、心身の危機を一刻も早く回避するために、痛みを和らげ、命をつなぐ行動ができるように仕向けるのです。アスリートが試合中にケガを負っても、試合の最後まで素晴らしいパフォーマンスを続けることがありますが、それはアドレナリンが大量に分泌されているからにほかなりません。

日常生活で言えば、仕事や勉強に熱中する、議論で相手を論破する、寝不足や体力の限界でも踏ん張るなど、無理をしてでもエンジンをふかしたい状態のときに底力を瞬間的に発揮させるのが自律神経ルートのこの二つのホルモンで、別名「闘争ホルモン」とも呼ばれています。

一方の内分泌ルートでは、ストレスに対抗するために「コルチゾール」が分泌されます。コルチゾールの本来の役目は、命を失うような危機に見舞われた際に、できるだけエネルギーを使わずに生命を維持することにあります。

たとえば、山でケガをして遭難した場合を考えてみましょう。空腹状態であっても生き抜くためには、傷の修復や免疫にエネルギーを使うわけにはいきません。脳は最小限のエネルギー消費だけで命をつなごうとして、糖を生成しエネルギーをつくり出そうとします。このときに必要となるホルモンがコルチゾールです。

もちろん、日常生活ではここまでの危機的事態はなかなか起こらないのですが、日々の小さなストレスに対してもコルチゾールは同様の作用を発動し、ストレスを感じるたびに糖をつくり、血圧や心収縮力を上昇させ、その場を乗り切るための行動へとつなげます。

厳しい上司のいる職場で、常に心臓が縮み込むような思いをしているとか、大切なプレゼンの前日から緊張で眠れないなどというのもコルチゾールの分泌によるものです。

## ストレス関連ホルモンの副作用

この二つのルートでホルモンが分泌されることで、私たちは困難を乗り越え、体に害を与えるような環境にも対応し、日常生活を乗り切っています。

しかし、これらストレス関連のホルモンの分泌には、副作用とも呼べるようなリスクが伴います。アドレナリンとノルアドレナリンの作用は、血管を収縮させ、血圧を上昇させると説明しましたが、常にこの状況が続けば血圧上昇や血管へのダメージが広がるのは免れません。また、緊張状態を保つために、消化管の動きを抑える作用も発動されるため、便秘や下痢、胃の痛みなどに襲われることもあります。

コルチゾールは平穏な日常であれば、明け方から昼にかけて徐々に分泌が増え、午後から夕方に頭打ち（プラトー）になり、夜間、睡眠中に分泌量が低下することで1日のサイクルをつくる働きをしています。しかし、過剰なストレスや慢性的なストレスによってコルチゾールの分泌状態が狂うことがあります。ストレスによってコルチゾール値が高まると、血糖値が上昇しやすくなり、糖尿病に移行することがあります。慢性的なストレスが加わると就寝時刻になってもコルチゾール値が下がらず、寝つきが悪くなる、睡眠の質が低下する、といった影響が現れます。ストレスによる精神的なダメージは、本来ならば、十分な睡眠により回復できるのですが、睡眠の不調が起きれば、抑うつ状態や神経症に陥るケースも少なくありません。

第1章でもお伝えした通り、分泌されたホルモンの濃度が高くなり過ぎた場合、フィードバックコントロールによってホルモン分泌は抑制されます。ですから、一時的なストレス、たとえば試験や面接など、その場限りのストレスであれば、時間とともにホルモンは薄まり、継続的な影響は表出しません。

しかし、長期間にわたってストレスを受け続けると、徐々に制御不能となり、継続的にストレスに関するホルモンが高い値で保たれるようになってしまいます。よく「ストレス性の……」と枕詞《まくらことば》をつけて、胃腸炎、大腸炎、不眠症などの症状を表しますが、ストレス関連のホルモン、アドレナリン、ノルアドレナリン、ドーパミンなどの過剰が「ストレス性○○」の原因となっているのです。

## 免疫システムを狂わすストレス関連ホルモン

そのうえ、ストレスによって増えたアドレナリン、ノルアドレナリン、そしてコルチゾールは、体から大切な免疫力を奪っていきます。免疫とは「体にとって異物となるものが入り込んだときに、体から異物を除去する仕組み」を指します。

健康な人の体では、さまざまな種類の免疫細胞が連携して、異物を見つけ出し、正常な細胞には被害が及ばないように気をつけながら、異物だけを攻撃し排除しています。

ところが継続的なストレスによってストレス関連ホルモンが過剰になっていると、免疫システムが正常に作動しなくなってしまうのです。たとえばコルチゾールは糖を生成し、血糖値を上昇させると前述しましたが、その際に発生する「活性酸素」が、体内の細胞を老化させ、免疫の働きを狂わせてしまうのです。

活性酸素とはほかの物質を「酸化」させる強い力を持った酸素のことを言います。

私たちは呼吸によって酸素を体内に取り込み、体内にある糖や脂肪を分解して活動するためのエネルギーをつくっていますが、その際、廃棄物として、2種類のガスが排出されます。一つは二酸化炭素で口から外気へ出ていきますが、エネルギー生成に使われた酸素の約2％が、体内で必ず活性酸素として発生するのです。

活性酸素は電子の状態が不安定なため、近くにある分子から電子を奪い、細胞を酸化させていきます。よく使われる言葉ですが、「体が錆《さ》びる」という表現がぴったりです。呼吸は命が尽きるまで永遠に継続されますから、私たちは生きているだけで常に活性酸素をつくり続け、自ら体を酸化させていきます。これが年齢による老化の正体です。

そこに、コルチゾール過剰による糖生成が加わると、活性酸素が余分につくられるようになり、免疫システムを担う細胞の働きを狂わせてしまいます。結果として、病原体やウイルス、細菌に対する防御が手薄となり、風邪をひきやすくなったり、傷が治りにくくなったり、最悪の場合はがんに侵されてしまう可能性もあるのです。

加えて、アドレナリンとノルアドレナリンによる血圧上昇により、血管が細くもろくなっていき、脳梗塞や心筋梗塞のリスクも高まっていきます。

## 活性酸素に対抗するDHEA

ストレスによる免疫力の低下の原因となる活性酸素。この活性酸素に対抗するのがDHEAだと考えられています。

国立健康・栄養研究所の木村典代《みちよ》氏らが行った実験データと考察を紹介すると、わかりやすいかもしれません。この実験では、女性アスリート77名が通常トレーニングを行った際に、運動前後でストレス関連ホルモンの量がどう変化するかを調べています[*1]。

運動後、アドレナリン、ノルアドレナリン、コルチゾールの血中濃度が上昇することはよく知られていますが、対してDHEAは減少し、尿によってDHEAが排出されたことが確認されました。同時に、特別運動をしていない女性とも比較したところ、明らかにアスリートのほうが体内で使用されたDHEAを尿として多く排出していたことも突き止めています。

運動をすると、アドレナリン、ノルアドレナリン、コルチゾールの血中濃度が上がることは医学的常識ですから、同じホルモンでありながら、DHEAだけが体内から減少したという結果を考察すると、アスリートの体内の活性酸素をDHEAが除去し、正常な状態へ導く手助けをしたと考えられるのです。

コルチゾールの増加は、筋肉の合成を抑制し、骨の形成を抑制することもわかっています。運動によるストレスでコルチゾールが大量に分泌されていれば、アスリートの筋肉は育たず、骨密度も減少するはずですが、そうはなっていません。

つまり、DHEAが介在することで、ストレス関連ホルモンの負の作用が浄化されているわけです。

## 血圧安定と血管強化で免疫力アップ

DHEAには中年期以降に発症する病や、何となくの不調を改善する作用が数多くありますが、なかでも、血管に関わる病とDHEAには深い関係が確認されています。

横浜市立大学附属市民総合医療センター病院の山川正氏らの論文によれば、DHEA入りの餌を3ヵ月間食べ続けたマウスと、通常の餌のみを与えたマウスの血管を調べたところ、動脈硬化の特徴である大動脈プラーク形成が、DHEA入りの餌を食べ続けたマウスでは約50％も抑制されたことがわかりました[*2]。

DHEAを摂取したマウスでは、白血球の一種で、血管内に侵入した菌や異物などを掃除する役割のマクロファージの浸潤にも抑制がかかっていたことが明らかになりました。

言い換えれば、汚れが少なく、健康的な血管であったため、と判断できるのです。

ＤＨＥＡと高血圧の関係については、東京薬科大学の本間真人《まさと》氏の糖尿病患者44名（男性34名、女性10名）を対象にした、ＤＨＥＡとコルチゾールの値を測定した結果が参考になるでしょう。[*3]

調査対象者のうち、26名は高血圧合併患者で、その中で11Ｂ－ＨＳＤの活性低下によるＤＨＥＡ産生低下が示唆された症例は14名でした。ＤＨＥＡの低下していた患者では、尿素窒素の上昇や腎症の併発例が認められ、若干の腎機能低下も特徴的だったと言います。

つまり、血中のＤＨＥＡ濃度は、腎機能の恒常性維持に関与している可能性が示唆された結果となっていたのです。

## サルコペニアを改善する

「サルコペニア」という言葉を聞いたことがあるでしょうか。「高齢になるに伴い、筋肉の量が減少していく現象」と厚生労働省のホームページには記されています。目に見える変化として、歩くスピードが遅くなる、杖《つえ》や手すり、手押し車が手放せなくなる、躓《つまず》きやすく、転びやすくなることなどがあげられます。

**図6　筋肉量の年齢推移**

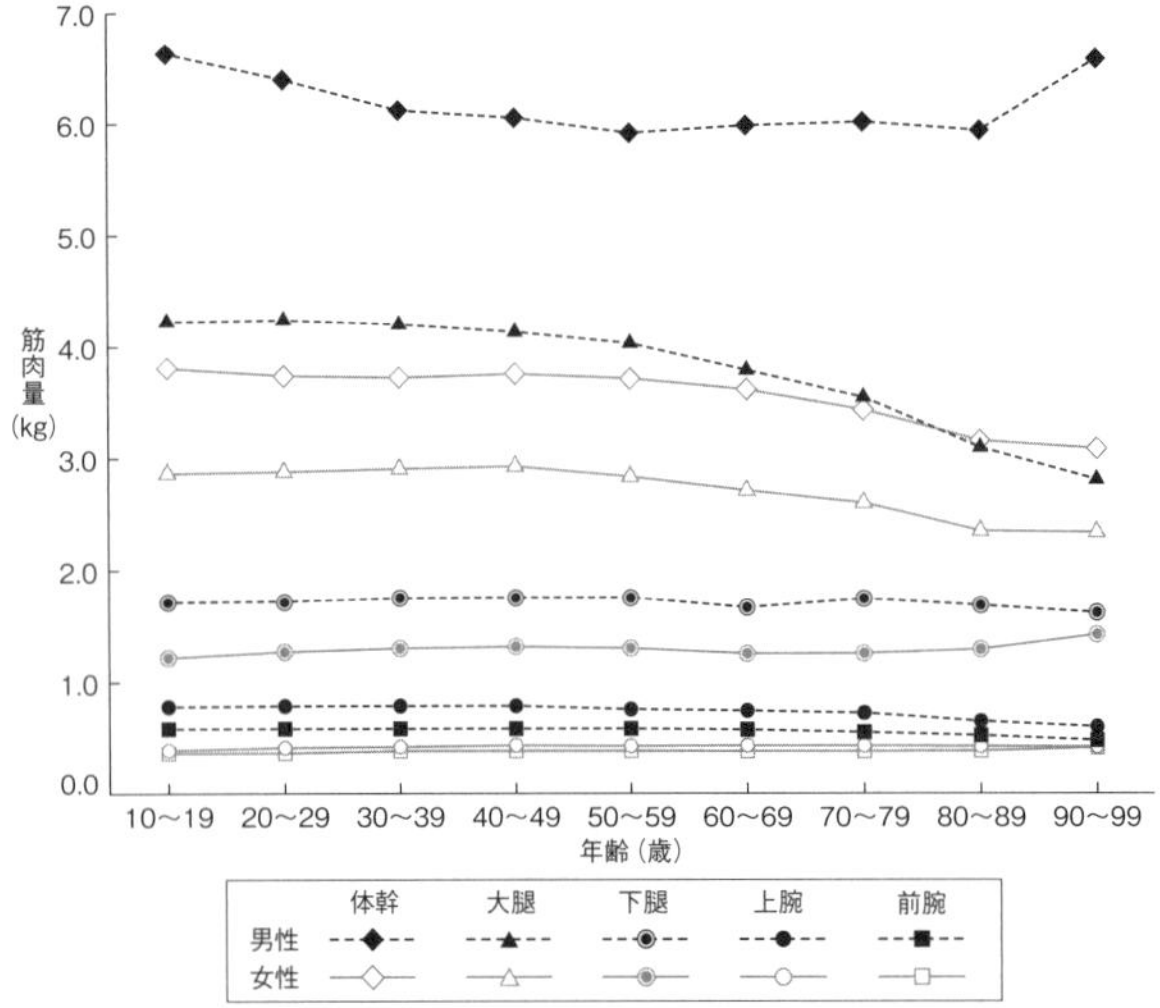


Yonei Y, et al., Japanese Anthropometric Reference Data - Special Emphasis on Bioelectrical Impedance Analysis of Muscle Mass, *Anti-Aging Medicine* 5(6): pp.63-72, 2008. をもとに編集部にて作成

　中年期の人は「年齢とともに太る」ことをイメージしているかもしれませんが、実際には高齢期に筋肉量が落ち、食べているのに体重が減少してしまう人は少なくありません。

　抗加齢医学では、筋肉量だけでなく「筋骨格」の減少が、サルコペニアに起因すると指導しています。筋骨格は、骨格を形成する骨と筋肉、腱《けん》、靭帯《じんたい》、関節、軟骨、そのほかの結合組織を指しています。

　測定方法にもよりますが、成

人では体重の30％程度を筋骨格が占めています。ところが特別に運動をしなかった場合、年々筋骨格は減少し、筋肉量でいえばピーク時に比べて50代で10～20％、60代では20～30％近くも減少するといわれています。この現象は、65歳を過ぎるとさらに加速していきます（図6）。

筋骨格量について、私は鹿屋体育大学の学長を務められた福永哲夫先生に師事したのですが、たまたま先日、十数年ぶりにお会いする機会がありました。かなりのご高齢のはずですが、パワフルでかくしゃくとされており、正直、私も驚きました。その源を伺うと、筋肉を貯《た》める「貯筋は大事」だが、それ以上に大切なのがＤＨＥＡだと力説されていました。つまり、ＤＨＥＡが足りないと、いくら栄養をとっても筋肉が増やせないわけです。

一般的には、サルコペニアを予防するためには「運動とたんぱく質の摂取によって筋肉を維持しましょう」と言われていますが、「それだけでは足りない」ことを、長年、筋骨格量の研究に心血を注いできた恩師の言葉で、私自身も再認識しました。

実際、私の患者の症例でも、運動プラスＤＨＥＡによって老化の抑制が明らかとなったものがいくつもあります。高齢者のＤＨＥＡ治療について、一つ症例を紹介しておきましょう。

**【症例】食べても痩せていく。高齢者の悩みを救ったＤＨＥＡ**

初診時71歳だったこの女性は、食べても痩せてしまい「歩くのもやっと。風に吹き飛ばされそう」と訴えてこられました。アンチエイジングドックで細かい検査を実施すると、大腿骨の骨密度とＤＨＥＡの低下が目立ちました。また、女性ホルモンの指標となるエストラジオール、男性ホルモンの指標となる総テストステロンに関しては、いずれも検出不可能なほど低いレベルということがわかりました。

治療において、太っている人を痩せさせるのはカロリー制限や運動をしてもらえばいいので比較的簡単ですが、逆はたいへん苦労します。本人は一生懸命食べているつもりなのに痩せていく。この症例もかなり苦労をしつつ、データを細かく解析して改善に導いたケースです。

初診時のＤＨＥＡ量は、２３０ng／ml。92歳の人の平均値です。大腿骨頸部《けいぶ》の骨年齢は88歳。大腿骨頸部は足の股の部分を指しますが、ここがもろくなってくると、軽く転んだだけで骨折して寝たきりになる可能性が非常に高く、要注意部位といえます。

一般的に体重を増やすには、食事の改善と、アミノ酸やプロテインの補充を考えます。しかし、年々体重減が続いているところを見ると、食事を少々改善したところで、体重増加は難しいと私は判断しました。

検討を重ねた結果、DHEAとアミノ酸を使用することにしました。体内でたんぱく質を合成する際には、DHEAの「たんぱく同化作用」が必要になります。そのため、DHEAの値の低い人は、たんぱく質を合成する機能そのものが弱点になるわけです。いくらたんぱく質を摂取しても、体内のたんぱく質に変化してくれないのですから、太れないのは当然です。

DHEAなしでアミノ酸を摂取するだけでは、体重は全然変わりません。DHEA25㎎と併用してアミノ酸の投与を4g／日のペースで開始、それでも体重が減ったので、アミノ酸を8g／日に増量して、ようやく、ゆっくりゆっくり体重も増えていきました。加齢とともに痩せ細る人を太らせるのは、簡単でないことがわかるでしょう。

4年で2㎏増加。少ないと思われるかもしれませんが、放置していれば減っていくもの

## 表2　体重維持が困難な71歳女性の経年推移

| | | 初診時 | 1年目 | 2年目 | 3年目 | 4年目 | 5年目 |
|---|---|---|---|---|---|---|---|
| 身長（cm） | | 160.8 | 160.8 | 160.2 | 160.4 | 160.1 | 157.8 |
| 体重（kg） | | 46.6 | 44.4 | 45 | 45.2 | 45.2 | 46.5 |
| 体脂肪率（%） | | 18.2 | 17.5 | 18.2 | 18.7 | 18.7 | 20.1 |
| 骨密度 | 腰椎L2~L4 | 0.967 | 0.926 | 1.002 | 1.033 | 1.042 | 1.073 |
| | 大腿骨頸部 | | | 0.653 | 0.667 | 0.638 | 0.658 |
| 血管年齢（歳） | | 61 | 54 | 63 | 67 | 68 | 48 |
| IGF-1（ng/ml） | | 84 | 88 | 101 | 104 | 109 | 86.3 |
| DHEA-s（ng/ml） | | 230 | 1160 | 790 | 820 | 1810 | 950 |
| エストラジオール（pg/ml） | | 検出感度以下 | 検出感度以下 | 検出感度以下 | 検出感度以下 | 15 | 検出感度以下 |
| プロゲステロン（ng/ml） | | 検出感度以下 | 0.5 | 0.3 | 0.3 | 0.5 | 0.3 |
| 総テストステロン（ng/dl） | | 検出感度以下 | 32 | 23 | 11 | 19 | 9 |
| コルチゾール（μg/dl） | | 8.7 | 20.9 | 15.5 | 10.1 | 10.3 | 7.8 |
| インスリン（μIU/ml） | | 3.2 | 2.8 | 2.4 | 2.1 | 1.9 | 2.5 |

※なお、初診時「骨年齢」は大腿骨頸部⇒88歳、腰椎⇒61歳、「ホルモン年齢」はIGF-1⇒74歳、DHEA-s⇒92歳と診断

をここまで増やせたのは、かなり高い効果だと言ってよいでしょう。アミノ酸は食事でとることも大事ですが、高齢で痩せてしまう人は消化機能の衰えがあり、肉類で胃もたれを起こすようであれば、分解されたアミノ酸を取り入れるのが正解です。

この女性は、76歳のときにノロウイルスに感染して、一時、体重が落ちてしまうのですが、治療を続けたところ持ち直してきました。周囲からは歩き方や姿勢が若々しくなったと褒められ、本人も前向きになられていました。男性ホルモンの総テス

トステロンの値が上がっているのが見て取れると思いますが（表2）、それによって筋肉がつくられたと同時に、メンタル面の改善にもつながったと思います。

たんぱく質の摂取が難しくなってきた高齢者にとっても、ＤＨＥＡが有効であることがおわかりいただけたでしょうか。

## さまざまな老化現象、その原因と改善策

このように「歳をとったな」「老けたな」と実感する老化のほとんどにＤＨＥＡが関わっているわけですが、とりわけ男性ホルモン、女性ホルモンが関与する老化については、ＤＨＥＡの多い人と少ない人で、大きな差が生まれます。

第2章でもお伝えした通り、男性ホルモンのテストステロンや女性ホルモンのエストロゲンとプロゲステロンの代替として、ＤＨＥＡが体内で活用されていますから、更年期を迎える40歳代半ば以降は、ＤＨＥＡをどれだけ持っているかによって、見た目年齢にもはっきりと違いが現れてきます。同年齢にもかかわらず、見た目が若い人、そうでない人の相違がここにあるのです。

ここからは、気になる「老化現象」の数々の原因を、男女別に解説していきます。DHEAをはじめとするホルモンの分泌だけが老化因子ではありませんが、必ずホルモンが関わっていることがおわかりいただけると思います。

そして、ここで提示する老化現象は、DHEAをプラスすることで改善が見込めるという点を鑑みながら読み進めてください。DHEAを増やす方法については第5章でお伝えしていきます。

**【男性編】**

ED（勃起不全）

男性にとって、EDは「男らしさ」や「若々しさ」と相反するワードかもしれません。勃起しにくい、あるいは勃起の維持が難しくなるEDの原因はどこにあるのでしょうか。

通常、性的な刺激を感じると、男性ホルモンのテストステロンが精巣から分泌されます。これがきっかけとなって、自律神経ルートで神経伝達物質の「アセチルコリン」が放出され、さらに血管内皮から一酸化窒素（NO）が分泌され、血管の拡張が起こります。

平滑筋は内臓や血管の壁に存在する筋肉で、収縮や拡張によって内臓や血管の働きを維持します。自らの意思で動かせる筋肉ではありませんが、アセチルコリンの刺激によって、陰茎では平滑筋が動き、海綿体の動脈が開いて血液をどっと流し込むきっかけをつくります。すると、スポンジ状の海綿体は流れてきた血液を吸収し溜め込み、海綿体が膨張して硬くなり勃起が起こるのです。ここで、流れ込む血液量が不足すると、勃起しにくくなったり、緊張状態を維持できず勃起の継続が難しくなってしまいます。

こうした流れを考えると、ＥＤの第一の原因としては、男性ホルモンであるテストステロンの不足が考えられます。年齢的には40代以降が圧倒的で、加齢によりテストステロンが減少しているためです。実際、ＥＤの男性のうち5～15%において、テストステロンのレベルの低下が見られ、総テストステロン値を計測したときに、２００ng／dl（ナノグラム・パー・デシリットル）以下の場合は、ホルモン不足による「内分泌性勃起障害」と診断されます。

ただし、ＥＤの原因には、ほかにも注目すべき側面があります。

勃起には血流が関わることから、糖尿病、高脂血症、腎不全、動脈硬化、喫煙習慣、過度なアルコール摂取などにより、血管が老化していたり、血流が妨げられてEDを引き起こす場合があるのです。動脈硬化の部分的症状として、EDが発生していると指摘する声もあるほどです。特に、年齢が高くなるほど、血流が原因のEDは増加し、テストステロンの補充だけではEDの改善が難しくなっていきます。

非難するわけではありませんが、泌尿器科でEDの治療を受けた場合、ほとんどの患者がテストステロンの補充療法を勧められるだろうと思います。決して間違った治療ではありませんが、それだけでは効果の現れにくい人が一定数いるはずです。

高血圧や動脈硬化の薬を長期間服用していると、副作用で勃起障害を引き起こす可能性もあります。また、治療を要するほどでなくても、「血管年齢」が実年齢より高くなっていると、海綿体への血流が不足して十分な勃起状態を保てなくなるのです。性交時だけでなく、朝方に元気がないと感じるのであれば、血管年齢が進行していると考えてもらいたいと思います。

血管がEDの危険因子になっていると考えられる場合には、DHEAの補充が有効となります。DHEAは血管の修復や血流の改善を促すだけでなく、筋肉を維持する作用もありますから、平滑筋の収縮を高める可能性もあります。さらに、テストステロンの代替となって、勃起のそもそものきっかけづくりにも好影響を与えてくれるのです。

**AGA（男性型脱毛症）**

男性の薄毛の多くはAGAと呼ばれるタイプで、特徴として、前髪の生え際、もしくは頭頂部から薄くなっていく傾向にあります。年齢とともに進行し、いずれは側頭部の一部を除いて生えてこなくなる人もいます。

なぜ、年齢とともに髪が薄くなっていくのか。その理由にもホルモンが関わっています。男性ホルモン作用を有する物質は「アンドロゲン」と呼ばれ、テストステロン、DHTがあります。DHEAにも弱いアンドロゲン作用があります。

毛髪機能の主となるのは、毛根の根元にある毛包と呼ばれる部分です。毛包の活動は、2～6年の成長期、1～2週間の退行期、数ヵ月間の休止期を経て、再び成長期へ移行します。成長期は古い髪が根元から離れた直後から、新しい髪をつくり、太く成長するまでのこと。退行期は髪が成長をやめる段階、休止期は脱毛し、次の新しい髪が生えるための

**図7　毛髪の生え代わりサイクル（毛周期）**

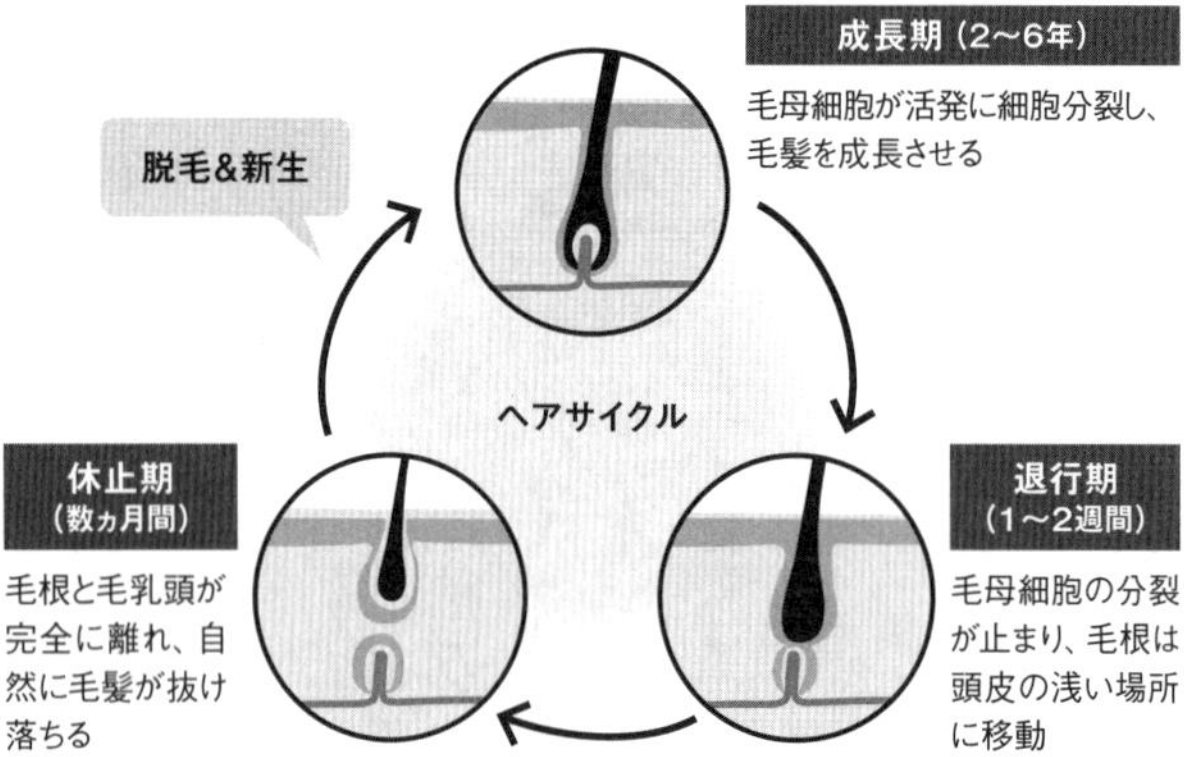
成長期（2〜6年）
毛母細胞が活発に細胞分裂し、毛髪を成長させる
脱毛&新生
ヘアサイクル
退行期（1〜2週間）
毛母細胞の分裂が止まり、毛根は頭皮の浅い場所に移動
休止期（数ヵ月間）
毛根と毛乳頭が完全に離れ、自然に毛髪が抜け落ちる

準備を整える時期です（図7）。順調なサイクルが維持されていると、全体の頭髪は約10万本、そのうち85〜90％が成長期、残りが退行期または休止期の状態となります。休止期と成長期の境目は判然としませんが、私たちの髪にはいろいろな周期の毛が混在しています。

このサイクルが順調に続けば、常に一定の毛量を維持できるのですが、乳幼児期と思春期の男子に多く分泌されることで知られるアンドロゲンが過剰に作用すると、毛の成長が制御され、毛が細くなったり、生え変わりのサイクルが早くなり、成長しないまま抜けてしまう現象が起きてしまいます。

アンドロゲンの受容体は、毛の成長や毛根の形成のカギを握る毛乳頭細胞に存在します。毛乳頭細胞は「5α《アルファ》リダクターゼ」という酵素を持っており、テストステロンが結びついたときに強固な男性ホルモン「DHT（ジヒドロテストステロン）」を発生させます。DHTは男性ホルモンの作用がテストステロンの10～15倍も強いと言われており、その強力なパワーを使って毛乳頭細胞に指令を出し、脱毛因子を増やします。これによって髪の生まれ変わるサイクルが狂い、脱毛が加速していくため、DHTは「AGAの元凶」とも呼ばれます。

それならばDHTを増加させなければ薄毛を防げるわけですが、40歳を過ぎると男性ホルモンのテストステロンの減少が顕著になっていきます。そのままでは男性らしさが失われてしまうので、テストステロンの代わりとなるDHTが体内で生成されるのです。つまり、加齢に対抗して男らしさを維持するためには、薄毛の原因となるDHTを増やさざるを得ない仕組みになっています。

一般的に薄毛に悩む男性のAGA治療には、DHTの生成をブロックする薬を使用します。もう、お気づきかと思いますが、DHTの増加を抑えてしまうと薄毛の進行は止められるかもしれませんが、男性ホルモンそのものは極度に減ってしまう可能性があるのです。

結果、ＥＤを発症するような新たな悩みを抱えることになったり、人によっては抑うつ状態に陥ったりしてしまうこともあります。

ＤＨＥＡ分泌がうまく保たれている人では、ＤＨＥＡからテストステロンに変換されるためこういう事態にはなりにくいのですが、ＡＧＡ治療薬で副作用が出ている場合には、ＤＨＴの生成をブロックする薬は使用せず、ＤＨＥＡを摂取したほうが男性機能をバランスよく保てるはずです。

余談になりますが、男性の薄毛の多くは、額と頭頂部から進行していきます。その理由を簡単に解説しておきましょう。

毛乳頭細胞の酵素、５αリダクターゼにはⅠ型とⅡ型があり、Ⅰ型は頭部全体にほぼ存在しているのですが、Ⅱ型は頭頂部と額の生え際に多く存在しています。このうちＤＨＴを生成するのはⅡ型の５αリダクターゼ。そのためＤＨＴが増加しやすい頭頂部と額の生え際に薄毛の症状が現れるのです。前頭部から頭頂部以外にも、わき毛や陰毛もⅡ型が多いため、加齢によって毛が少なくなっていきますが、後頭部の毛や、眉毛は影響を受けず、毛量が減らない傾向にあります。

30代、40代のいわゆる「若はげ」で悩んでいる人は、頭髪を取るか男性ホルモンを取るかの選択だということを認識して治療を受けるようにしてください。どうしても頭髪を減らしたくないのであれば服薬するのも致し方ありませんが、その場合はDHEAの値を調べ、年齢に対してDHEAの量が少ないようであれば補充するとよいでしょう。メンタル面を強固にできる可能性があるからです。

**メタボリックシンドローム**

医学的にはインスリン抵抗性を基礎に、内臓脂肪型肥満に高血圧、高血糖、脂質異常症の二つ以上を合併した状態を表す「メタボリックシンドローム（以下、メタボ）」。2008年から特定検診制度が開始され、2018年からは若干改定された判定基準によって検診が続けられています。

新たな判定基準は腹囲85cm以上（女性の場合は90cm以上）であることや、身長と体重で計算する体格指数（BMI）を一つの目安としたうえで、それ以下の場合でも、血圧、血糖、血中脂質の各検査結果をもとに、心筋梗塞などの循環器病のリスクの有無を判定し、保健指導を実施しています。

メタボの因子である内臓脂肪の過剰な蓄積は、インスリンの効きを悪くし、高インスリン血症をもたらし、血糖や血圧を上昇させるきっかけとなります。また、内臓脂肪の分解により発生する遊離脂肪酸が肝臓に直接流入し、脂質異常症も起こします。

内臓脂肪の増加は、食生活や運動不足などの生活習慣が主な原因ですが、近年、男性ホルモンであるテストステロンの低下との密接な関係が指摘されるようになってきました。テストステロンには筋肉を維持し、脂肪を分解する作用があることから、テストステロンの不足が、たるんだ肥満体型へのプロローグと考えられるからです。

実際に行われた調査でも、肥満やメタボを有する高齢男性の血清テストステロンは、高齢の健康男性に比べて低下していることが確認されています。

とはいえ、メタボの男性に対するテストステロン補充療法は研究段階であり、明確な治療法として確定はされていません。しかし、テストステロンやＤＨＥＡを投与したことで、メタボ改善の有効性が認められた研究報告は数多く、データが蓄積していけば本格的な治療方法として確立されていくはずです。

## 男性不妊

ご存じの通り、精子は精巣（睾丸）でつくられます。精祖細胞が約80日かけて細胞分裂を行うことで精子が完成し、その数は平均して1日に約3000万個にも上ります。

日々、精子をつくり続けるためには、男性ホルモンを中心とした、ホルモン分泌の流れが順調でなければなりません。男性ホルモンはもちろんのこと、男性ホルモンの生成を促すホルモンも重要な役割を果たします。

精子形成に関わるホルモン分泌の流れを簡単に説明します。

まず、脳の視床下部からGnRH（ゴナドトロピン放出ホルモン）が分泌され、下垂体が刺激を受けます。その刺激を受けて、LH（黄体化ホルモン）とFSH（卵胞刺激ホルモン）の分泌が促されます。さらに、LHの指示によって、精巣で男性ホルモンのテストステロンが生成され、FSHがテストステロンと力を合わせて精子をつくり出す、という流れです。

男性の精子の生成数が不足して不妊となっている場合には、テストステロンを補充して精子の発生を促す方法がとられています。精子生成にとって最終的に必要なホルモンはテストステロンですから、確かに効率良く精子数を増加させることができます。

しかし、問題点も指摘されるようになってきました。注射でテストステロンを投与すると、精巣は「テストステロン量は十分」と判断してしまい、それ以降、テストステロンの生成を怠けるようになってしまうのです。不妊治療のために一時的にテストステロンが増えたとしても、これではやがてテストステロンは不足して、さまざまな弊害が生じてしまいます。

そこで注目されているのがＤＨＥＡを利用した男性不妊治療です。外部から補塡したＤＨＥＡはテストステロンの材料となるので、精巣でのテストステロン生成が十分に行われるわけです。潤沢となったテストステロンがＬＨとＦＳＨの働きに反応すれば、十分な数の精子を自力でつくることができます。つまり、ＤＨＥＡの補塡によって、精巣が本来の働きを取り戻し、より自然な不妊治療がかなう結果となるのです。

## リビドー減退

リビドー（性欲）は個人差が大きいうえに、同じ人でも心的な影響や疲労によって、また日によって異なるのがふつうですが、たいていの場合、年齢とともにリビドーの減退が見られるようになります。

原因はさまざまで、人間関係や家庭内の問題、性体験でのトラウマなどの心理的要因が一つ。それ以外には、慢性疾患や薬の副作用、アルコールの過剰摂取などもその要因にあげられます。

そして、もっとも大きな要因となるのは男性ホルモンのテストステロンの低下です。テストステロンが減少することで、性的欲求が減り、パートナーへの興味が低下します。若いころはちょっとした視覚や触覚で反応していた性欲が、ぱったりと呼び起こされなくなり、性交そのものの回数も減ってしまうことがあります。

性交が不能というわけではないのにリビドー減退が起きるのは、テストステロンの減少によって、本来男性が持っている「闘争心」や「征服欲」が軽減されているからです。俗に言う「女性をものにしたい」というようなアグレッシブな欲求がわいてこない状態です。

女性へのホルモン療法で、テストステロンを使用する場合がありますが、急にやる気がみなぎったり、人によってはやや攻撃的になったりします。テストステロンには積極的な活動を促す効果があることがわかります。

リビドー減退だけが理由でホルモン療法が実施されるケースは少ないと思われますが、夫婦関係が壊れていたり、テストステロン減少によるほかの弊害も表出したりしていれば治療対象となるでしょう。

**前立腺肥大症**

中年期以降の男性の多くを悩ませる前立腺肥大。尿が出にくい、頻尿、残尿感、夜間に何度もトイレに行きたくなる、尿漏れ、尿失禁など、人には相談しづらい症状が現れます。前立腺は男性のみにある器官で、尿道を取り巻いている内腺と、それを包み込む外腺で構成されており、内腺が肥大することで、尿道が圧迫され、さまざまな尿トラブルに見舞われるようになると前立腺肥大症と呼ばれます。

内腺の肥大は、小さなこぶ状の結節ができることで起こります。早い人では30代から結節ができ始め、40歳代で40％、50歳代で50％……というように、年齢と同じ数のパーセンテージで前立腺肥大症を発症しているほどポピュラーな病気です。

結節のできる原因のすべては明確になってはいませんが、悪さをするのは男性ホルモンのDHTだと考えられています。テストステロンに5αリダクターゼという酵素が結びついて生成されるDHTは、非常にタチの悪い男性ホルモンで、前述したAGAを含め、男性特有の老化現象に深く関与しているのです。

加齢によってテストステロンの分泌量が減少してくると、それを補うために体内ではDHTを増やし、男性ホルモンとしての働きの代わりをさせるようになります。確かに男性ホルモンではあるけれど、純粋に喜べない状況となってしまうのです。

重症の場合は手術が必要となりますが、たいていは5αリダクターゼを抑制する薬の服用で様子を見るのが一般的です。ただし、DHTを減少させることはできますが、テストステロンの代わりとなるホルモン作用も失われるために、弊害が生じることは覚悟しておく必要があります。たとえば筋トレをしても筋肉がつきにくいとか、太りやすくなる、あるいは血管系の病気の進行や、うつ傾向になる人もいます。ですから、DHTを抑える治療は、体全体の老化具合を見極めて、慎重に行う必要があるでしょう。

## 加齢臭

「おじさん」＝「臭い」という公式が世の中には流布しています。自覚していなくても、家族から「臭い」と言われたり、周囲の女性の表情から嫌がられたりしていることを察知して、非常に悲しい思いをしている中高年男性は多いだろうと思います。

加齢臭の主な原因は汗です。

汗は皮膚にある汗腺から体外に放出されます。汗腺には水分の出る「エクリン腺」と、脂分の出る「アポクリン腺」の2種類があります。エクリン腺は全身に分布しており、体温を調整するための水分を放出する役割をしています。こちらは無味無臭、加齢臭とも関連はありません。

一方のアポクリン腺は、わきの下、外陰部、肛門周辺、乳輪、耳の後ろといった特別な部位にのみ存在します。ここから出る汗は、塩分、たんぱく質、脂質などが含まれます。それらの成分が酸化したり、皮膚の常在菌と反応したりしてさまざまなにおいを発します。

若いころからアポクリン線からの汗は出ているのですが、年代によって含まれる成分が変化し、においも変わっていきます。10～20代では主に汗をそのまま放置したことによる酸っぱいにおいが中心ですが、30代ごろからは頭皮から分泌される乳酸が、頭皮に付着しているブドウ球菌に反応して発生する「ジアセチル」という物質がにおいの原因となります。「おやじ臭」「ミドル臭」などと呼ばれるにおいがそれです。

そして50代以降になると、古い油やろうそく、古本にたとえられるようなにおいが発生するようになります。原因物質は「ノネナール」と呼ばれるもの。加齢とともに皮脂の中に増加していく脂肪酸が活性酸素により酸化されてノネナールが生成されます。そして独特のにおいがつくられるのです。

加齢によって変化する体臭を除去する確実な方法は、現時点では提言できません。健康的な食事、規則正しい生活をして、湯船にしっかりつかれば、においが軽減されると一般的に言われますが、劇的な効果を上げるわけではありません。

そんな中、私の治療した患者の中で、加齢臭がほとんどしなくなった症例があります。マルチビタミンとミネラルを服用してもらい、ＤＨＥＡを投与したケースですが、家族や周囲の人から「におわなくなった」とお墨付きをもらいました。

なぜ、ＤＨＥＡでにおいが消えるのか、その機序は明らかにはなっておらず予測の範《はん》疇《ちゅう》を脱しないのですが、おそらくビタミン類の摂取により分泌される皮脂の成分が変わったことと、ＤＨＥＡによって活性酸素が抑えられたことに起因していると思われます。

ある程度の年齢になると、皮膚の常在菌には悪玉菌が増えてきます。特に悪玉菌の一つである黄色ブドウ球菌「スタフィロコッカス・アウレウス」の増加は、悪臭を生む最大の原因となります。スタフィロコッカス・アウレウスは粘々《ねばねば》したバイオフィルム（粘着物質に包まれた細菌の集合体）によって、ほかの仲間の菌を囲って悪玉菌を増やす性質を持っているのです。[*4]

そこにＤＨＥＡを投与すると、まず腸内細菌がコントロールされ善玉菌が増えます。その影響は皮膚にも及び、皮膚の常在菌のバランスが整い、加齢臭が抑えられるという機序です。

余談になりますが、わきがの人は新陳代謝が低下し、皮膚が極度に乾燥する高齢期になると、独特のにおいが軽減されることが知られています。ところがＤＨＥＡを投与すると、わきがのにおいが復活してくることがあります。新陳代謝が高まり、40～50代のころの脂汗が放出されるからだと考えられます。
それほど高い若返り効果が、ＤＨＥＡには期待できるというわけです。

**【女性編】**

**月経不順**（**更年期以前**）

第二次性徴が始まり初潮を迎えた女性の体内では、卵巣から分泌されるエストロゲンとプロゲステロンが分泌量を変化させ、定期的な生理を起こしています。

エストロゲンは妊娠の準備をするホルモンで、卵巣内の卵胞の成熟や、受精卵の着床に備えて子宮内膜を厚くしていきます。一方のプロゲステロンは妊娠の成立と、維持を担うホルモンで、具体的には子宮内膜を柔らかくして受精卵の着床を助け、体温の調整、乳腺の発達などに関与しています。この二つのホルモンの分泌量が増減することで、月経期↓卵胞期↓排卵期↓月経前という約28日の月経サイクルは、妊娠しない限り継続していきます。

月経サイクルが乱れたり、月経が長期にわたって止まったりするような場合には、二つのホルモンのバランスや分泌量が適切でない可能性があります。脳下垂体の腫瘍や内科系の病気が疑われるケースもありますが、多くの場合は、急激な体重の増減、環境の変化、強いストレスが原因となっています。

しかし、30代後半になると、特別な理由がなくても月経サイクルや、経血量に変化が見られるようになります。一人の女性が持つ卵胞は、生まれたときから数が決まっていますが、毎月の排卵以外にも加齢によって卵胞は失われていきます。卵胞数の減少に伴い、二つのホルモンの分泌量も減り、卵巣機能が低下していきます。

そして、このころから体調に変化が現れ始めます。更年期障害の軽いものなので、プレ更年期とも呼ばれ、具体的には、倦怠感やめまい、疲れやすさ、落ち込み、ホットフラッシュなどの症状が見られます。更年期までまだ年数があると思っているので、不調の原因を推測できず、落ち込みが激しくなり、うつ状態に陥ってしまう人もいます。

更年期は40代後半からと思い込んでいると、プレ更年期に振り回されてしまうので注意が必要です。

**表3　更年期の諸症状**

| | |
|---|---|
| 知覚系・運動器系 | 肩こり　腰痛　背筋痛　関節痛　しびれ　かゆみ<br>知覚過敏　知覚鈍麻　蟻走感　皮膚掻痒感 |
| 自律神経系 | のぼせ　ほてり　冷え　動悸　息切れ　頻脈　発汗 |
| 精神・神経系 | 頭痛　めまい　耳鳴り　イライラ　不眠　不安感　倦怠感<br>集中力低下　物忘れ　憂鬱感　判断力低下　疲れやすい<br>眠りが浅い　恐怖感 |
| 泌尿器・生殖器系 | 月経異常　頻尿　残尿感　排尿痛　尿失禁　排尿困難<br>不正出血　性交痛　外陰部のかゆみ　性器下垂感 |
| 消化器系 | 食欲不振　便秘　下痢　腹部膨満感　のどのつかえ<br>吐き気　胃もたれ |
| 皮膚・外分泌系 | 皮膚・粘膜の乾燥　唾液分泌亢進　ドライマウス<br>ドライアイ　湿疹　外陰部の乾燥 |
| その他 | 毛髪が細る　肥満　体重減少　むくみ　など |

## 更年期の諸症状

プレ更年期を過ぎ、40代後半になると本格的な更年期障害が表面化してきます。プレ更年期同様に、ホットフラッシュ、動悸、イライラする、睡眠障害はもちろん、関節の痛み、食欲不振、頻尿や残尿感、皮膚の潤い低下、髪が薄くなるなど、体のあちこちに不具合が出てきます。主な症状は表3に示す通りです。

これらの症状を生み出す原因は、エストロゲンとプロゲステロンという二つの女性ホルモンの減少にあることは言うまでもありません。「更年期だから……」と中年女性の多くは、半ばあきらめて、この時期が過ぎるのをじっと耐えています。

しかし、ここで疑問に思ってほしいのです。減少しているのが女性ホルモンであるのに、体のさまざまな部位に不調が現れているのはなぜでしょうか。

二つの女性ホルモンの作用は、妊娠、出産を成功させることがメインであるのは確かです。しかし、いくら月経周期が正確で、子宮や卵巣の状態が良好でも、体のほかの機能に不具合があれば、妊娠も出産も上手くはいきません。受精卵が着床し、胎児が育ち始めたところで、血流が悪ければ胎児への栄養が滞りますし、心臓などの循環器系に弱点があれば胎児を育てるだけの体力を維持できないかもしれません。

また、骨や筋肉がしっかりしていなければ、10ヵ月もの長期間、胎児を子宮に抱えたまま生活することは困難です。メンタルも強くなければ、妊娠期間を乗り越え、たいへんな子育てをするのも難しくなります。そのために、女性ホルモンは妊娠、出産に対する作用以外に、女性の体を強くし、さまざまな病気から守る役割をしているのです。

さて、更年期を迎え、卵胞の数が減ると、精子が体内に入っても受精する確率は低くなります。ですから、二つの女性ホルモンは役目を終えたと判断し、分泌量が大幅に減少していきます。

この段階になって、初めて女性ホルモンの加護が外れ、女性の体には男性同様のさまざまな不調が生じるようになります。男性では30代からすでに頻発する、中性脂肪やLDLコレステロール（悪玉コレステロール）の過多、高血圧、代謝異常を発症する人が明らかに増加し、急激に体重が増加したり、いわゆるビール腹のような体型になったりする人も少なくありません。

更年期とは、女性ホルモンというベールを少しずつ剝がされていく時期で、女性にとって非常に悩ましく、十分な注意と対応策が必要になるのです。

**急激な血圧上昇**

「私、低血圧だから……」と、ちょっと自慢げに話していた女性が、40代後半の健康診断で「高血圧気味」と判定され、たいへんなショックを受けることがあります。前項でもお伝えした通り、更年期に入り、女性ホルモンの分泌量が急激に低下したために起きる現象です。

ただし、急激な血圧上昇は、数ヵ月から数年で落ち着くこともあります。もともと女性の血管は男性のそれに比べて弾力性があり、動脈硬化や高血圧のリスクは比較的少ないため、女性ホルモンの低下に体が慣れてくると、血圧は正常値にまで戻り、それ以降の生活習慣に気をつければ問題のない人もいます。

とはいえ、脂質や塩分を過度に摂取する、アルコールや喫煙の習慣、不規則な生活などが続く、あるいは家系的に高血圧の素因を持っていると、高い血圧が定着してしまいます。

ですから、50歳前後で血圧に異変が見られたら、即座に生活習慣を見直して、血圧の安定を図る必要があります。病的なほど高血圧になってしまうと、降圧剤を一生飲み続けなければならなくなります。

**骨粗しょう症**

血圧上昇と同様に、更年期を境に女性の多くに見られるのが「骨粗しょう症」です。

骨は固定された細胞でつくられているように思えますが、髪や爪と同じように、新陳代謝を繰り返し、日々、骨の細胞も生まれ変わっています。骨をつくるのが「骨芽《こつが》細胞」、骨を壊すのが「破骨《はこつ》細胞」で、2種類の細胞のバランスがとれていると、強い骨を保つことができます。

ところが、女性の場合、更年期になるとそのバランスが崩れ始めます。骨をつくる骨芽細胞の働きよりも破骨細胞の働きが上回り、骨がスカスカになり、骨折しやすくなっていくのです。20〜44歳の骨量の平均値と比較して70％未満であれば骨粗しょう症、70〜80％であれば骨量減少と診断されます。

第一の原因はエストロゲンの減少です。エストロゲンは破骨細胞の活動を抑制する働きを持っているのですが、減少することで破骨細胞が力を発揮するようになり、骨量が低下してしまうのです。

もう一つの原因となるのが、ビタミンDの不足です。ビタミンDは小腸でのカルシウム吸収を助ける役割を担っており、骨粗しょう症予防には欠かせない栄養素です。

それならばカルシウムをとればよいと考える人もいるかもしれません。しかし、気をつけなければいけないのは、骨粗しょう症の人がサプリメントなどでカルシウムを摂取すると、かえって骨折しやすくなってしまうという点です。骨にカルシウムが沈着したことで、骨の表面は硬くなりますが、中身はスカスカ。チョークのような構造になっていると考えていただくとよいでしょう。硬いけれど、衝撃を与えると簡単に折れてしまうイメージです。

骨折しにくい骨は、しなやかで弾力性があります。骨の中にたんぱく質を材料とするコラーゲンが含まれており、しなやかさと強さが備わるのです。骨の重量の3分の1、体積の2分の1がコラーゲンですから、本当の意味で強い骨を維持するならたんぱく質の供給が重要となります。カルシウムは骨密度を高くはしますが、骨の質を向上させるわけではないのです。

とはいえ、更年期のころになると、たんぱく質をしっかり食べても消化吸収できず、排《はい》泄《せつ》される量が増えていきます。こうした場合にDHEAを投与すると、たんぱく質の合成力が上がるとともに、減少したエストロゲンの補填を行ってくれます。

## 肌や髪質の変化

加齢によって肌が乾燥するのは、誰もが自覚することだと思います。ビニール袋の口を指で開けられなかったり、乾燥によって皮膚が粉をふいたりと、若いころに比べて潤いが減っていると気づく場面はいくらでもあるでしょう。

私たちの肌の真皮層は、コラーゲン、ヒアルロン酸、エラスチンなど、弾力性のあるたんぱく質で構成されています。この部分に水分が蓄えられていると、潤いのある肌になります。しかし、加齢とともに水分の保持は難しくなっていきます。原因には、紫外線から受ける影響や、不規則な生活習慣があげられますが、エストロゲンの減少も見逃すわけにはいきません。エストロゲンはコラーゲンと水分量を調整する役割を担っているからです。

また、エストロゲン減少の影響は、髪の毛にも現れます。

男性編のAGAのところで毛髪生成のサイクルについてお伝えしましたが、女性の髪も成長期、退行期、休止期という流れで生え変わります。エストロゲンの分泌量が低下すると、成長期が短縮され、髪が細く、コシのないものへと変わっていきます。そして徐々に休止期に髪が生えてこなくなり、薄毛へと進行していきます。

これに加えて、更年期以降、男性ホルモンの分泌量が増加することも薄毛の原因としてあげられます。男性の量の1割ほどですが、女性も男性ホルモンは分泌されています。その量が増えることで、男性のＡＧＡと同様に髪が減ってしまうのです。

女性の場合、治療として男性ホルモンそのものを補塡するのはリスクが高いので、さまざまなホルモンに変化できるＤＨＥＡを利用するのが望ましいでしょう。

**見た目や性格の男性化**

更年期以降、見た目が男性化する女性が一定数います。鼻の下の産毛が濃くなる、すね毛が濃くなる、ビール腹のような体型になる、といった外見面に加え、言動が荒っぽくなる、性格が攻撃的になるなど、言動に男性っぽさが現れる人もいます。

「歳をとって、男性ホルモンが増えたのでは？」と心配される人がいるのですが、更年期を過ぎ、女性ホルモンが減ったことが大きな原因です。

図８は、女性ホルモン、エストロゲンの主成分である「エストラジオール」がどれくらい分泌されているかを年齢および性別で調査した結果です。エストラジオールはエストロゲンの中でもっとも女性ホルモンとしての作用が強く、ホルモン療法にも使用されるステロイドホルモンです。

## 図8　エストラジオール分泌量の変化

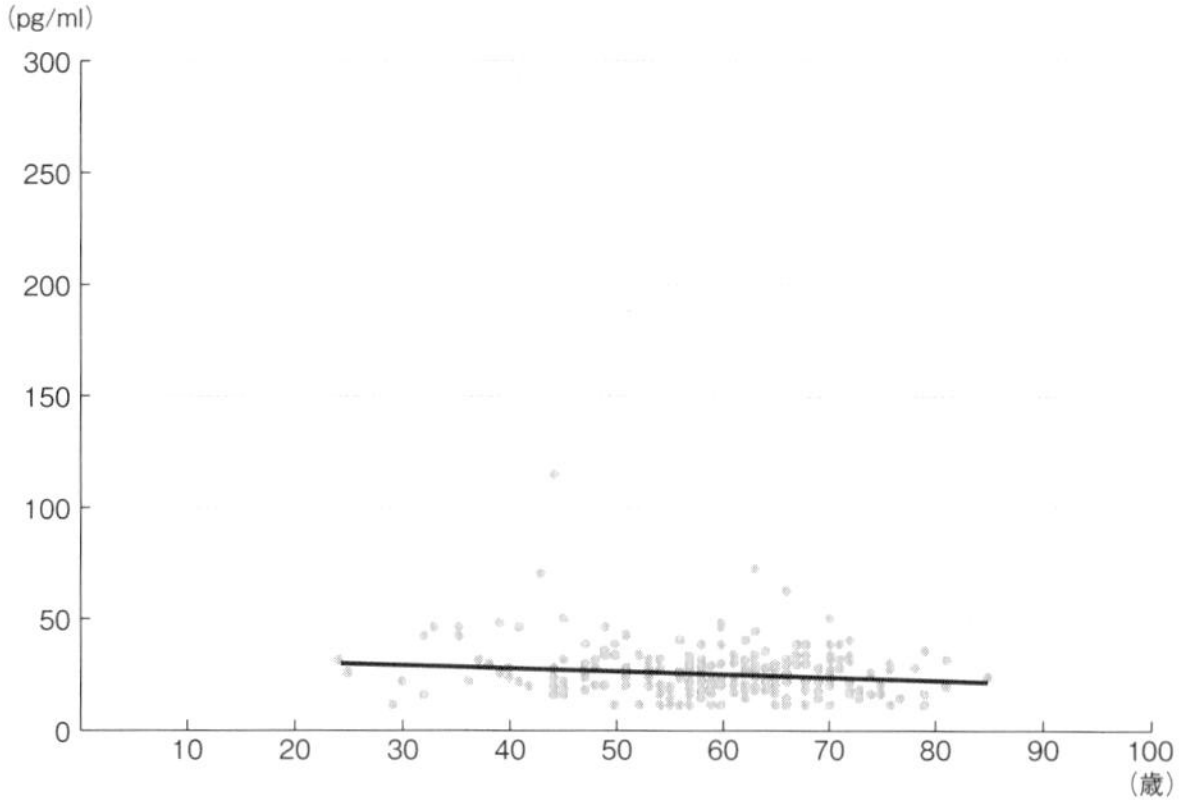


男性（248例）

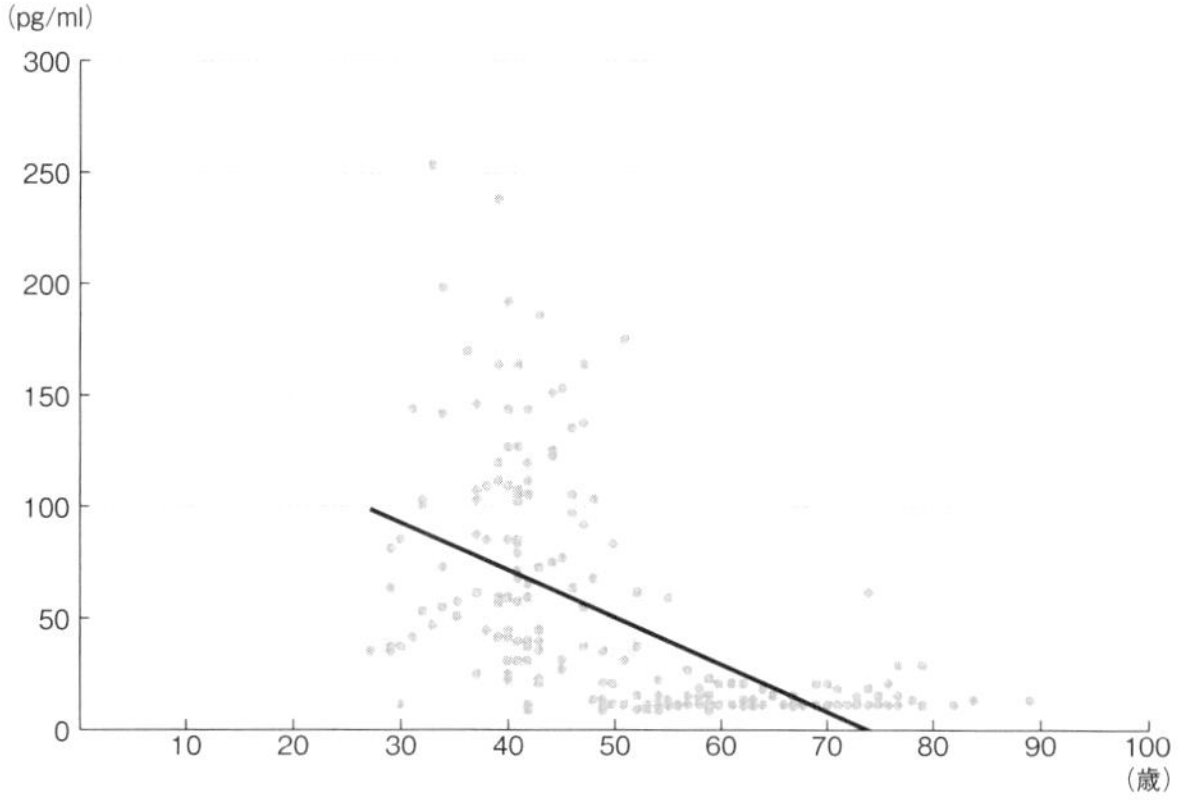


女性（412例）

出典：米井嘉一。第21回日本抗加齢医学会発表データ（2021年）

男性でもエストラジオールは血中に検出されますが、若いころは女性の血中濃度とは比較にならないほど少ないことがわかります。しかし、60代以降は男性のほうがエストラジオール濃度が高い人が増える傾向にあります。女性ホルモンを男性のほうが多く持つ、逆転現象が起きるのです。ですから、女性に男性っぽさが表出するのは致し方ないことではあると推察できますし、逆もまたしかりです。

ただし、エストラジオールの値が10pg／ml未満になると、骨粗しょう症や動脈硬化など病気のリスクが高まることを踏まえて治療をするのが望ましいでしょう。

婦人科を受診すると、エストラジオールを投与してダイレクトに女性ホルモンを増やす治療が行われます。いわゆる「ホルモン補充療法」です。ただし、この方法によって女性特有のがんのリスクが上昇するという報告もあります。エストラジオール自体には発がん性は確認されていませんが、エストロゲンを代謝する際にできる悪玉代謝産物（16α－ヒドロキシエストロン）が乳がんの発症に関与していることがわかっています。

特にBMIが30以上の肥満傾向にある女性は、注意が必要です。エストロゲンは脂溶性で、体についている脂肪に溶け込む特性を持っています。脂肪がたくさんついているほど、脂肪内にエストロゲンが多く蓄積され、悪玉代謝産物も増加してしまいます。また、痩せている人でも、エストラジオールを投与しても効果が現れにくい場合には、徐々に投与量を増やされてしまい、悪玉代謝産物の生成も増加してしまいます。

私見ではありますが、リスクのあるエストラジオールの投与をするくらいならば、DHEAを投与し、自然に女性ホルモンの分泌が増えるように下支えしつつ、自身の力で女性ホルモンが生成できるように導くのが理想だと考えています。

更年期以降もエストラジオール値は20～40pg／mlが望ましいと考えますから、DHEAでそこまで回復できれば十分です。DHEAだけで値が戻らなければ、経口ではなくパッチを使って天然型エストラジオールを補充する方法を選択するのが適切でしょう。

註

＊1　木村典代、樋口満、加藤達雄「血中DHEA濃度の個人差と抗酸化機能について」、「デサントスポーツ科学」Vol.22　https://www.shinshu-u.ac.jp/faculty/textiles/db/seeds/descente22_18_

kimura.pdf

＊2　山川正、岸川正剛、寺内康夫「ＤＨＥＡ－Ｓの抗動脈硬化作用：アポＥノックアウトマウスを用いた検討」　https://kaken.nii.ac.jp/ja/grant/KAKENHI-PROJECT-18590820/

＊3　本間真人「血中デヒドロエピアンドロステロン低下に基づく糖尿病性高血圧の発症機序の解明」　https://kaken.nii.ac.jp/ja/grant/KAKENHI-PROJECT-08772175/

＊4　Haasbroek K, Yagi M, Yonei Y, Glycated keratin promotes cellular aggregation and biofilm formation in Staphylococcus aureus, *Glycative Stress Research* 8(4): pp.175-182, 2021.

# 第4章　老化は検査で数値化できる

## 「若いのは体の一部だけ」という真実

ホルモンが体に及ぼす影響が見えてきたところで、再び、老化について考察を深めていきましょう。

みなさんは「若いですね」と第三者に言われたとき、どんな気分になるでしょうか。私は単純に嬉《うれ》しいと感じるタイプです。30代前半ごろまでは「若い＝幼い」と捉えて、若いと言われるのを嫌う人もいるかもしれませんが、50代以降は褒め言葉と素直に受け入れていいのではないかと思っています。

第3章で触れた福永先生（95頁参照）は80歳を過ぎても、背筋が伸び、足取りもしっかりとされていますし、お話のされ方もスムーズです。姿勢が良いから、実際の身長より背が高く見え、肌のツヤもいい。頭の働きも以前と変わらず鋭く、理路整然と話をされていました。

福永先生のような方は、どこをとっても年齢より若く見えるわけですが、実際にはどこをとっても……という人は案外少ないものです。みなさんも周囲の人を「若いですね」と褒めるとき、「一部だけが」という枕詞を心の中でつけていることが多いのではないでしょうか。

体の動きは機敏だけれど、髪の毛が寂しくなっている、スタイルは良いけれど、大事な用件を忘れてばかりいる、見た目も活動量も若々しいが、実は持病がたくさんあり薬漬け……。よくよく観察してみれば、心身のすべてにおいて、実年齢より若く見える中高年というのは、ごく一部ということになるのです。

こうした実年齢と心身に現れる年齢の差を、抗加齢医学では「老化度」と呼びます。老化度を客観的に評価する方法としては、みなさんも受けている健康診断が第一にあげられます。

健康診断の目的は、血液や尿の検査と画像診断を中心に、無症状あるいは未発症の疾患や、疾患に至る可能性のある危険因子を発見することです。結果として、日本人の三大死亡原因の「がん」「心臓病」「脳卒中」の早期発見と治療、さらには予防のための生活指導にも役立つ、健康維持のための非常に有益なシステムと言えます。

それだけに、受診する側も「自分は健康診断を定期的に受けているから大丈夫」と過信してしまう傾向にあります。実は、ここに自身の老化度を誤認識し、予防策をとらずに老化を加速させ、重大な病気へと移行させてしまう罠《わな》が隠されているのです。

## 健康診断や人間ドックでは成人病リスクは減らない

健康診断は老化度を測るために有益ですし、外せない検査ではあります。健康診断の中でも、さらに細かなチェックを行う人間ドックでは、消化器系のがんであれば8割近くの早期発見が可能です。

一方で、健康診断を毎年受診している人において、生活習慣病関連の危険因子の保有率については、年々悪化しているという事実があります。図9は、健康診断を受けている人が、生活習慣病の危険因子となる、血圧、血中脂質、血糖、尿（糖）、心電図の検査で「異常」の所見が見られた割合を示していますが、すべての項目において、近年、ゆるやかな上昇傾向が見て取れます。

健康かどうかの検査を毎年しているにもかかわらず、年々「病気リスク」を持つ人が増えていく。この事実は、健康診断に落とし穴があることを示唆しています。日本抗加齢医

**図9　定期健康診断における有所見率**

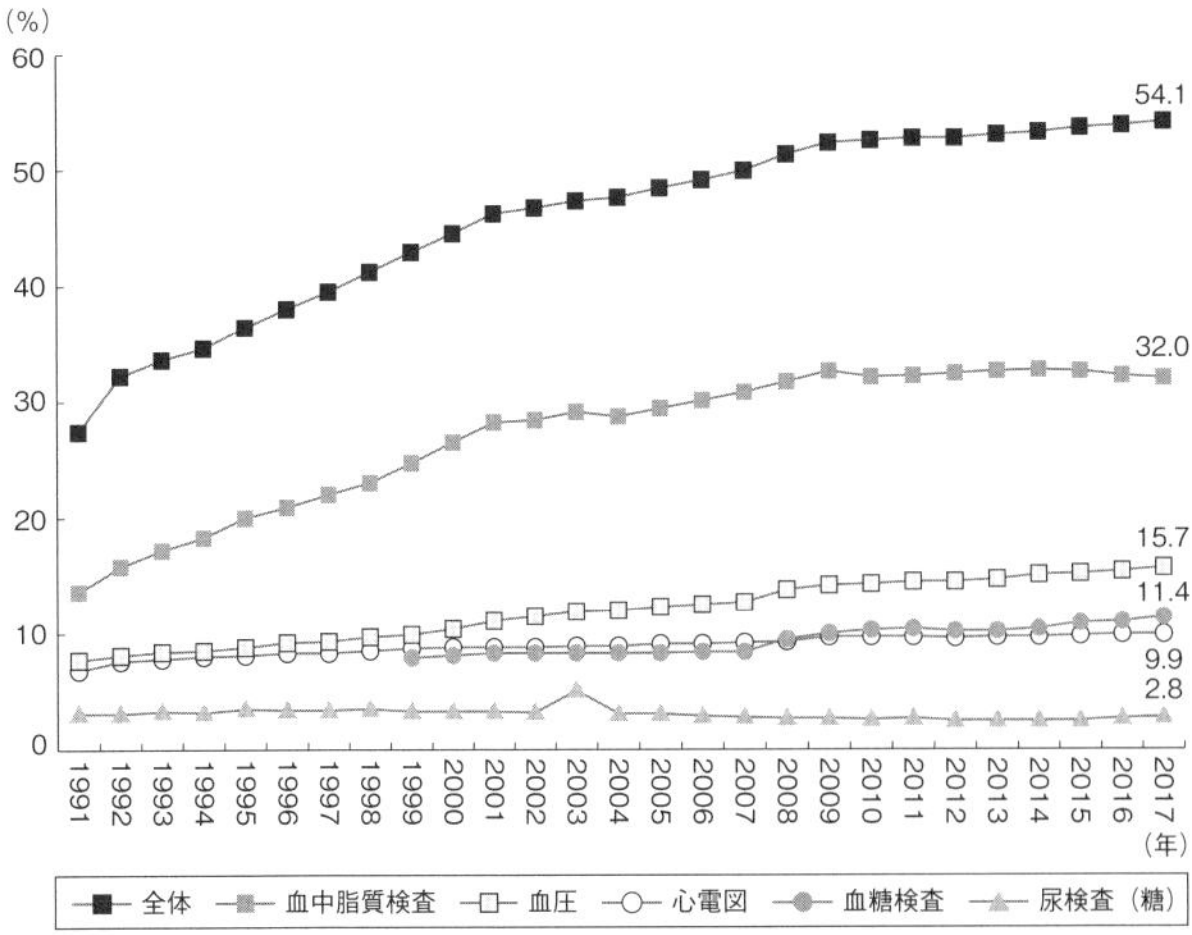


厚生労働省労働基準局「定期健康診断結果報告」をもとに編集部にて作成

学会では、その理由を「生活習慣病危険因子の複合ケース」が増加している点にあると捉えています。

健康診断で「経過観察」や「食事療法が必要」などの判定が出された場合、受診者は各項目別に判定結果を捉えます。血圧が高いのか……ちょっと塩分を控えよう。骨密度が低いのか……カルシウムをとろう。コレステロールが高いのか……魚卵は控えたほうがいいな。といった思考をめぐらし、判定結果の要因を一つ一つ自分なりに改善しようとするでしょう。素晴らしい心がけですし、何もしないより努力したほうがよいのは確かです。

しかし、一つの血液検査の結果が赤点であったからといって、その数値だけを正常値に戻そうとしても、簡単に改善することは非常に難しいと言わざるを得ません。なぜなら、私たちの体の各部位は、単独に機能しているわけではなく、互いに関与しながら全身をコントロールしているからです。

特に、本書のテーマであるホルモンは、体のどこか一部の器官や機能にわずかな狂いが生じるだけで、分泌量を変化させ、ほかの部位にも影響を及ぼしてしまいます。たとえば、LDLコレステロール（悪玉コレステロール）が高いと診断された女性が、肉や卵の摂取を控えてコレステロール値をコントロールしようとすると、女性ホルモンのエストロゲンの分泌が不足して、動脈硬化や骨粗しょう症を発症するかもしれません。

また、LDLの値を悪化させている原因が、食事ではなくホルモン分泌の異常からきているケースもあります。そうした場合、薬を服用してLDL値だけを正常に戻しても、その後、ホルモン分泌の異常による影響が体のあちこちに表出し、次回の健康診断では新たな部位の評価が下がることも十分にあり得るのです。検査結果の真の原因を精査せぬまま、数値だけに注視してしまう怖さがここにあります。

では、そもそもそれほど大きな異常でもないのであれば、生活習慣の改善などせず放っておけばよいのではないか、そんな主張をされる人もいますが、それは完全なる誤りです。体のどこか一部に不具合が出れば、それを補おうと別の部位が頑張らなければなりません。頑張った部位はそれだけ疲弊し、老化が早まる可能性があります。一つでも弱点があれば、それに引っ張られるように体のあちこちに悩ましい症状が表出する可能性もあるのです。

## 老化抑制のための「アンチエイジングドック」

健康診断や人間ドックが老化を抑止する指標にならないとしたら、次にするべきことは何でしょうか。

抗加齢医学では一般的な人間ドックに加え「アンチエイジングドック」と呼ばれる検査を推奨しています。

人間ドックを応用した検査で、筋肉、血管、神経、ホルモン、骨の老化度を測定し、現状の相対評価としての老化年齢を見極めるものです。第1章でも軽く触れました「血管年齢」「筋肉年齢」「骨年齢」「神経年齢」「ホルモン年齢」の五つの機能年齢に加えて、老化と密接に関わる「酸化ストレス」「糖化ストレス」「心身ストレス」「免疫ストレス」「生活習慣」を測定し、個々の老化度を客観的に評価していきます。

評価からは、体内でもっとも老化が進んでいる部分や、隠れた老化の危険因子をある程度特定することができます。こうなれば、特に老化している部分の改善とともに、老化度のバランスをとるために何をすればよいのかも見えてきます。

アンチエイジングドックの流れは以下のようになっています。

①　問診、診察
②　老化度の客観的評価
③　全体的評価
④　抗加齢医療の立場からの指導および治療の提案

一般的な人間ドックとの明確な違いは、冒頭に問診と診察を持ってきている点と、老化度を評価するための検査の種類にあります。詳しく見ていきましょう。

## ①　問診、診察

アンチエイジングドックの問診票は「抗加齢ＱＯＬ共通問診票」と呼ばれます。一般的なそれに比べると項目数が多く、かなり詳しく体や心の状態について質問していきます。体の調子については、目が疲れる、目がかすむ、太りやすい、痩せやすい、抜け毛や白髪など33項目、心の状態については、イライラする、怒りっぽい、生きがいがない、眠りが浅いなど22項目を、それぞれ５段階評価で回答してもらいます。

この問診票はたくさんの医療機関や施設で利用されており、多くの情報が日本抗加齢医学会に集まってきています。これらの大量のデータをまとめることで、体調不良として現れる症状と加齢の関係についての分析が可能になっています。

実際、２０２１年までに日本鋼管病院にて集積した６１８例（男性３１７例、女性３０１例）を対象に、問診票の項目に従って回答してもらい、その結果を分析してみました。すると、ＤＨＥＡが低めの人の自覚症状が明確になりました。

男性では「耳鳴り」「日常生活が楽しくない」という自覚症状が多く見られ、DHEAの低下が精神的な影響も引き起こしていることがはっきりしましたし、女性では「冷え症」「動悸」がもっとも顕著な症状と判明しました。ほかの健康診断結果と照らし合わせると、ここでいう「動悸」は、心臓の病気ではなく、更年期症状として現れる「胸がドキドキする」や、緊張からくる「胸のドキドキ」ということがわかってくるのです。

2004年には日本高齢消化器医学会がこの問診票を用いて、食欲不振、胃がはる、胃痛、下痢、便秘といった消化器症状と実年齢の関係について解析した結果を発表しています。それによれば、血管年齢、ホルモン年齢は実年齢との相関性が認められましたが、消化器症状は実年齢には左右されず、生活習慣に影響を受けて症状が現れることがわかりました。

「歳とったから食欲が減退して……」という声を聞きますが、「これまでの生活習慣が良くなかったから、食欲が減退した」と表現するのが正しいのです。

話が少し横道にそれましたが、アンチエイジングドックの入り口は、詳細な問診票の記入と診察からスタートとなります。

## ② 老化度の客観的評価

客観的に老化度を測定するためには、物理的な検査を通した数値が必要になります。まずは体脂肪と筋肉量の測定です。健康寿命を長くするためには、皮下脂肪より内臓脂肪の蓄積に留意する必要があることは知られていますが、体脂肪率も無下にはできない項目です。体脂肪率に関しては、家庭用の体脂肪計で測定できる全身の平均体脂肪率ではなく、ウエストとヒップの比率など、バランスを見ることが重要です。

筋肉量についても同様で、部位別の細かい測定が必要になります。そのため、アンチエイジングドックでは、「フィジオン」と呼ばれる生体電気インピーダンス式検査機器を用いて、部位別の筋肉量、体脂肪量、体脂肪率、腹部脂肪率を測定し、貴重なデータを得てきました。得られた数値に関しては、1万例以上のデータベースと照合し、筋肉に関する老化度を算出していきます。

骨密度の測定は大腿骨頸部と腰椎を二重X線吸収測定法によって計測していきます。女性の場合、閉経に伴うエストロゲンの減少に伴い、骨密度が急激に低下するので重要な検査と言えます。

血管に関しては脈波伝播《でんぱ》速度を利用します。動脈を通して全身へ広がる心臓の拍動から、脈の伝わる速度を調べる方法で、動脈硬化が進んでいるなど血管が硬くなっていると脈波は早くなり、反対に柔軟な血管であれば脈波はゆっくりになります。

脳の検査も行います。脳ドックではMRIなどの画像検査が主体ですが、アンチエイジングドックでは、話す機能、注意力、認知力、判断力といった高度な脳神経機能の検査を主体に行い、将来的に言語、動作、認知、注意の障害が現れる可能性を判定していきます。

ホルモンに関してはDHEAをはじめ、成長ホルモン、コルチゾール、甲状腺ホルモン、テストステロン、エストロゲン、プロゲステロン、インスリンの血中濃度を測定します。人間ドックではここまで細かくホルモン値は調べません。

検査後の日常生活や運動指導のために、ルームランナーなどの有酸素運動の機械を使用し、最大酸素消費量の測定も行います。

## ③　全体的評価

全体的評価はアンチエイジングドックにとって、重きを置くカテゴリーです。検査から出た数値と問診票の回答を鑑み、「血管年齢」「筋肉年齢」「骨年齢」「神経年齢」「ホルモン年齢」を算出します。ここで算出された老化年齢が実年齢を上回っていると、その機能の老化度が上がっていると判断できます。

加えて老化を促進させる危険因子である「酸化ストレス」「糖化ストレス」「心身ストレス」「免疫ストレス」「生活習慣」についても評価を行います。

**④ 抗加齢医療の立場からの指導および治療の提案**

健康診断や人間ドックでは数値的な評価が主です。数値に異常があれば、食事指導や再検査への誘導はありますが、老化速度を緩めるための指導や治療は行ってくれません。

一方、アンチエイジングドックでは、運動指導に関して、スポーツジムの利用ばかりでなく、リハビリテーションの積極的活用もアドバイスしていきます。転んでもケガをしない、将来寝たきりにならない、そのためにスポーツ医学に基づいた考え方を重視し、指導します。食事面ではサプリメントや薬を含めたアドバイスを行い、老化度の高い部分を引き下げ、全身の老化バランスが整うように指導していきます。

## 老化度のセルフチェックは可能か

正確な数値を知るためには、専門の医師のもとアンチエイジングドックを受診するしかないのですが、セルフチェックで老化度を判定する方法もあります。使用するのは「推定体内年齢指数判定システム」と呼ばれるもので、日本抗加齢医学会でまとめたものです。私も作成に関わった一人です。

やり方は非常に簡単です。シンプルな質問に対して、自身の生活スタイルや思考を回答するだけ。特別な装置も薬品も必要ないことから、医療機関や介護施設でも有効活用されるようになってきています。

この判定をすることで、体の老化バランスが見えてきます。健康診断では良好な判定が出ていたとしても、近い将来、弱点に引っ張られてガクンと老化が進む危険因子もあります。体に潜む老化リスクを明確にしていく作業だと考えてください。

**【推定体内年齢指数判定システムのやり方】**

私が監修しているWEBサイト「Dr.米井のアンチエイジング・セルフチェック」[*1]で質問に答えることで、体の機能年齢、簡単に言えば「老化度」の推定評価を受けることができます。問診に答えて、得点を計算するだけで、自身の弱点が浮き彫りになるのです。

おそらく、このプログラムで示される機能年齢は、ご自身が予想しているより、はるかに厳しい結果になると思います。普段測定している体重計や体脂肪計で、実年齢より若く表示されている人も、実年齢を上回って判定される可能性が十分にあります。

実年齢より若く評価されるのは全体の2割以下。覚悟してチェックを行ってください。

本書で質問項目をすべて記すことはできませんので、ここではいくつかの質問項目を紹介しておきましょう。

●立ち上がる時に、つい「よいしょ」と声が出る
●歩いて15分以上の距離のところへはバスやタクシーを使う
●会議などで1時間以上同じ姿勢でいることが体力的につらい

●いつも時間に追われているような気がする
●こってりした肉料理が好きだ
●ときどき手足の先がしびれることがある
●趣味にすぐあきて熱中できなくなってきた
●熟睡したと感じることが少なくなってきた
●便が細めだ
●旅行はきらいだ
●魚料理よりも肉料理のほうが好きだ
●日中、外へ出る機会があまりない

一部の質問項目を羅列してみましたが、簡単に言えば、これらに「YES」と答えた人は、実年齢より体の機能年齢が高い可能性があります。時間のあるときに、WEBサイトで全項目をチェックし、自身の弱点を確認してみてください。

WEBサイトの質問にすべて回答すると、血管年齢、筋肉年齢、骨年齢、神経年齢、ホルモン年齢をはじき出すことができます。ここで算定された年齢は、先にも述べた通り、かなり厳しく感じるかもしれません。目標は「実年齢×0・8」で設定するくらいがよいでしょう。

五つの機能年齢をつなぎ合わせると、図1（35頁参照）のような五角形ができます。これを「機能年齢バランスチャート」と呼びます。五角形は大きいほど、老化年齢が低いことを示します。ただし、単に大きければよいというわけではありません。もっとも重視するべきはバランスです。正五角形に近い形ほど、QOL（生活の質）はアップします。

極端な話をしますが、神経年齢が若く脳機能レベルが高い人の場合、体の部品となる筋肉や骨の年齢が高くなっていると、思うように動かない体を恨めしく感じ、生きる気力を失いがちです。

しかし、五つの機能年齢すべてが高くなっている場合、認知症を発症していたり、寝たきりのような状態だったりすることが多いのですが、このようなときは本人の意識はほとんどありませんから、必ずしもQOLが低いとは言えません。つまり、正五角形に近いほど生きやすいと考えられるのです。

ですから、対策としてはまず、全体のバランスを整えることです。そのためにはもっとも老化年齢の高くなっているところを中心に、すべての項目に関して老化年齢を実年齢に近づけていく必要があるのです。

## 五つの機能年齢を牽引《けんいん》するホルモン

老化年齢の五角形を確認したところで、老化のバランスをとるための策について考えてみましょう。筋肉年齢が弱点なら運動をする、血管年齢が弱点なら食生活を改善すると一般的には考えると思います。もちろん、やらないよりはやったほうがよいわけですが、やみくもに自己判断で対応するのはできれば避けてほしいと思います。

その理由は、五つの機能年齢のうち、全体を牽引しているのがホルモン年齢だからです。ホルモン年齢が実年齢より若い人に関しては、弱点となっている部分を引き上げることで、比較的スピーディに老化年齢のバランスをとることができます。しかし、ホルモン年齢が実年齢に比べて高く判定されている場合、肝となるのはホルモン分泌というケースが多数見受けられるのです。

ホルモン年齢が極端に高かった女性にDHEAを投与したところ、全体の老化年齢が抑えられ、自身でも「若返った」と実感できた症例もあります。58歳女性の例を紹介しておきましょう。

**【症例1】自身の年齢を21歳も上回る骨密度の改善に成功**（58歳・女性）

58歳のこの女性は「同級生に比べて、衰えているような気がする」と相談に来られました。これまで、さまざまな診療科で検診を受けてきたものの、特別な異常はないと診断されていました。体の症状としては、「胃がはる」「便秘」「下痢」など、消化器機能にも自覚症状がありました。「便秘」「下痢」の両方の症状があることがおかしいと感じるかもしれませんが、過敏性腸症候群という下痢と便秘を繰り返す病気があり、この病気は心理的要因が大きいとされています。この方が過敏性腸症候群と診断されたわけではありませんが、それに近い状態だったかもしれません。のぼせの症状もあり、更年期障害のホットフラッシュと関連していると思われました。

早速、人間ドックおよびアンチエイジングドックを実施してみると、とんでもない結果

**●58歳女性の身体所見の変化**

| | 投与前 | 1年後 | 2年後 |
|---|---|---|---|
| 身長（cm） | 149 | 149 | 149 |
| 体重（kg） | 45.4 | 46.4 | 46.2 |
| 体脂肪率（%） | 26 | 30 | 27.1 |
| 骨年齢（歳） | 79 | 73 | 72 |
| 骨密度（%） | 70 | 72 | 73 |
| 血管年齢（歳） | 71 | 65 | 65 |
| IGF-I（成長ホルモン）（ng/ml） | 190 | 138 | 170 |
| DHEA-s（ng/ml） | 107 | 2320 | 2280 |
| コルチゾール（μg/dl） | 5.4 | 9.3 | 6.8 |
| エストラジオール（pg/ml） | <10 | 18.0 | 18.4 |
| プロゲステロン（ng/ml） | <0.2 | 0.2 | 0.92 |
| 総テストステロン（ng/dl） | 7 | 12 | 65 |
| 空腹時血糖（mg/dl） | 89 | 88 | 85 |
| HbA1c（%） | 4.7 | 4.8 | 4.5 |
| インスリン（μIU/ml） | 6.9 | 1.1 | 2.7 |
| LDL-C（悪玉コレステロール）（mg/dl） | 109 | 124 | 102 |
| HDL-C（総コレステロール）（mg/dl） | 74.6 | 64.3 | 61.6 |
| 中性脂肪（mg/dl） | 115 | 96 | 57 |

でした。骨年齢は79歳相当、血管年齢は71歳相当、女性ホルモンのエストロゲンは検出感度以下の値、男性ホルモンのテストステロンも女性では20～40は欲しいところですが7。ほぼすべての値が実年齢よりもかなり老化していることが認められ、五角形のグラフも非常に小さくなっています。

骨年齢に注目するなら、骨粗しょう症の治療から開始しなければなりません。骨粗しょう症の薬に加え、ビタミンやミネラルの補塡、そして生活習慣の改善を徹底する必要があ

●58歳女性の老化度判定

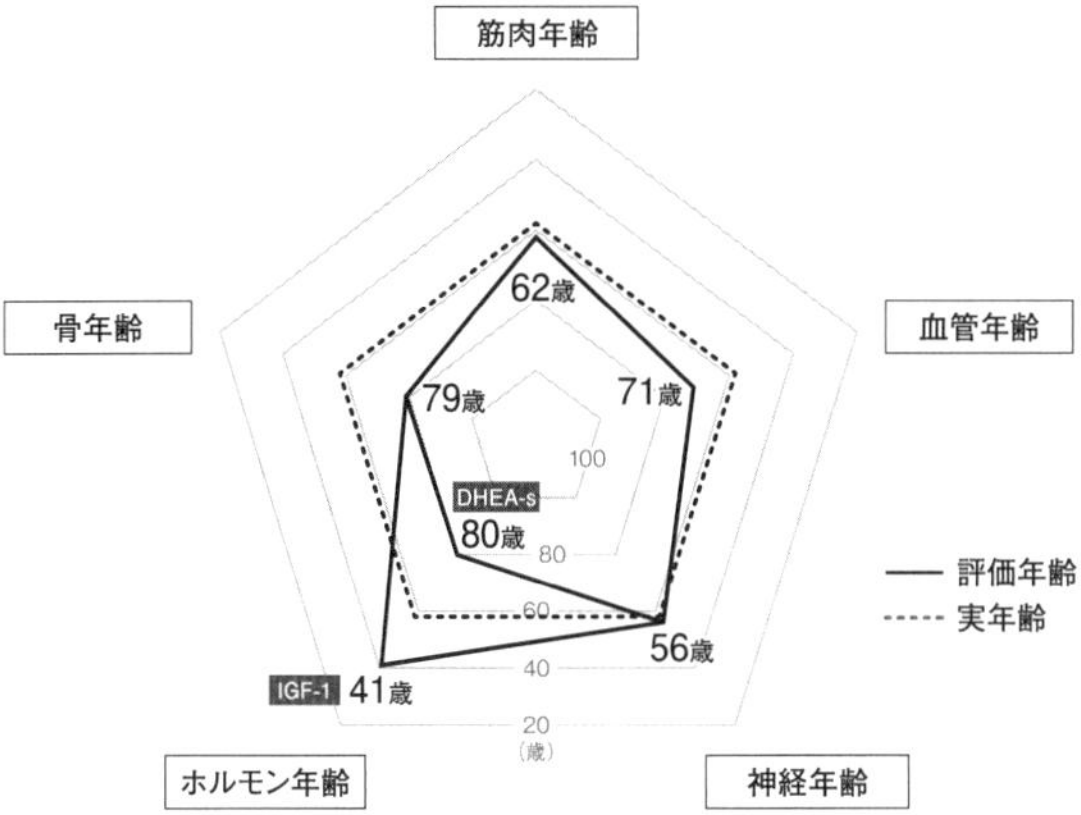


ります。とはいえ、問題は骨だけではありません。すべての器官の治療を一気に行おうとすれば、大量の薬を飲まなければなりませんから、胃や腎臓への負担も相当なものになってしまいます。

そこで、私が行った治療がＤＨＥＡの補塡でした。多くのホルモンの材料となるＤＨＥＡを底上げして、さまざまなホルモン分泌を正常に近づける試みをしました。

58歳の平均レベルでＤＨＥＡ－ｓは１１２0ng／ml程度欲しいところですが、治療当初は１０７という結果。そこでＤＨＥＡを１日につき50㎎服薬してもらうところからスタートしたところ、早々にのぼせの症状が楽になったと本人から嬉しい報告がありました。ＤＨＥＡ服用により、女性ホルモンであるエストロゲンとプロゲステロンの値が改善し、更年期症状が緩和された結果だと思います。数週間後にはＤＨＥＡを半分の25㎎に変更し継続して服用してもらうと、1年で見違えるほど元気になられました。

治療開始時は、有酸素運動30分、筋トレ20分、ストレッチ5分を毎日実践するように伝えましたが、運動が苦手な人で、続けられたのは数十分のウォーキング程度でした。それでも筋肉量が増え（その結果、体重も増えています）、骨密度も上がってきました。血管の緊張も緩み、血管年齢も徐々に改善していきました。

また、インスリンの値もぐっと下がっています。少量のインスリンで血糖値を抑えることができるようになった証拠です。こうした現象は「インスリン抵抗性が改善した」と表現します。

血糖値だけを見れば、この患者は人間ドックで引っかからないレベルの数値です。しかし、インスリン抵抗性を確認すれば糖尿病予備軍であることは明らかです。それでも、現状、日本の医療では「病気」扱いしないゾーンとして診断されてしまいます。放置しておけばあっという間にインスリン抵抗性は上昇し、血糖コントロールが上手くいかなくなることは目に見えているのですが、保険制度の観点から、通常の人間ドックや検診ではインスリン抵抗性は測定されない仕組みになっているのです。

ここで一つ勘違いしないでほしいのですが、この女性の場合はＤＨＥＡの値が低く、なおかつインスリン抵抗性が高かったからこそＤＨＥＡをプラスすることが有効で、インスリンにも効果が現れたのです。しかし、もしＤＨＥＡの値が高く、インスリン抵抗性の高い人にＤＨＥＡを投与しても、同様の効果は期待できません。この人にはＤＨＥＡが不要だからです。

学者の中には、そうした事例を前面に押し出し「ＤＨＥＡは効果がない」と主張する人も多くいます。賢明な人であれば、愚にもつかない主張だと失笑していただけると思います。良い医療が牛歩をせざるを得ない理由は、そうしたところにもあるのです。

話をこの症例の女性に戻しますが、ほぼすべての弱点をＤＨＥＡによって底上げすることに成功した彼女は、発する言葉そのものがポジティブになり、見違えるほど社交的に変化しました。診察当初は「心の症状が結構多いな」という印象がうつ病を疑うレベルでし

### ●58歳女性のDHEA投与後の自覚症状の変化

| | 投与前 | 1年後 | 2年後 |
|---|---|---|---|
| いらいらする | 4 | 4 | 4 |
| 怒りっぽい | 4 | 4 | 4 |
| 意欲がわかない | 5 | 5 | 4 |
| 幸せと感じない | 5 | 4 | 3 |
| 生きがいがない | 5 | 4 | 3 |
| 日常生活が楽しくない | 5 | 4 | 3 |
| 人と話すのが嫌 | 5 | 5 | 5 |
| 憂鬱 | 5 | 4 | 4 |
| 眠りが浅い | 4 | 4 | 4 |
| 寝付きが悪い | 5 | 4 | 4 |
| くよくよする | 4 | 4 | 3 |
| ど忘れをする | 5 | 5 | 5 |
| 集中できない | 5 | 5 | 5 |
| 問題を解決できない | 5 | 5 | 5 |
| 容易に判断できない | 5 | 5 | 5 |
| 心配事でよく眠れない | 4 | 3 | 3 |
| 緊張感 | 4 | 3 | 3 |
| 理由なく不安になる | 4 | 3 | 4 |
| 何か恐怖心を感じる | 4 | 3 | 4 |
| | 87 | 78 | 75 |

質問項目に対し、合致するほど数字は高く表示。DHEA投与前の合計スコアが87から2年後には75に減少している。グレーの部分はスコアが2年後に普通レベル(3)にまで改善した項目。全体的に新陳代謝が上がっていると診断

たが、心身ストレス過剰といったうつ病の原因が見当たらず、なおかつDHEAや女性ホルモンの値が低いことから、うつ病の疑いを除外して診察と治療を実施しました。

自覚症状の表を見るとわかる通り、幸せと感じない、生きがいがない、日常生活が楽しくない、心配事でよく眠れない、緊張感といった症状が、普通レベル（スコア3）まで改善しました。

「周りと比べて、自分が歳をとっている」と感じることもなくなり、行動半径も広くなったそうです。50代でアンチエイジングドックを受診したことで、人生後半のスタートを良い形で切れたようです。

私はこの症例を「低ＤＨＥＡ症候群」として２００４年に報告しています。[*2]

**【症例2】更年期症状が改善し、エストロゲンが検出（51歳・女性）**

閉経前にアンチエイジングドックを受診された51歳の女性のケースでは、更年期障害のさまざまな症状がＤＨＥＡの投与によって改善されました。

一般的には、閉経後も血中のエストロゲンが検出される女性は多くいて、副腎から分泌されるＤＨＥＡを原料にしてエストロゲンをつくっているのですが、この方の場合、ＤＨＥＡ－ｓ値は６７０ng／mlと51歳の平均レベル１３６５ng／mlの半分以下、71歳女性の平均に近い状態でした。エストロゲンそのものは検査では検出されず、卵巣からエストロゲンはほとんど分泌されていないことがわかりました。

体調を尋ねてみると予想通り、生理が不規則になり、体もだるく、意欲もわかない、と

●51歳女性の身体所見の変化

| | 投与前 | 1年後 |
|---|---|---|
| 身長（cm） | 152 | 152 |
| 体重（kg） | 48.5 | 46.2 |
| 体脂肪率（%） | 28.9 | 25.9 |
| 骨年齢（歳） | 40 | 35 |
| 骨密度（%） | 98 | 101 |
| 血管年齢（歳） | 70 | 63 |
| IGF-Ⅰ（成長ホルモン）（ng/ml） | 179 | 138 |
| DHEA-s（ng/ml） | 670 | 1820 |
| コルチゾール（μg/dl） | 8 | 9.3 |
| エストラジオール（pg/ml） | <10 | 109 |
| プロゲステロン（ng/ml） | <0.2 | 0.2 |
| 総テストステロン（ng/dl） | 5 | 27 |
| 空腹時血糖（mg/dl） | 83 | 89 |
| HbA1c（%） | 5 | 5.3 |
| インスリン（μIU/ml） | 4.6 | 3.6 |
| LDL-C（悪玉コレステロール）（mg/dl） | 179 | 97 |
| HDL-C（総コレステロール）（mg/dl） | 78.5 | 79.2 |
| 中性脂肪（mg/dl） | 106 | 72 |

言います。更年期障害を本人も自覚していたようです。問診票の自覚症状では、肩こり、だるい、肌の不調、便秘、抜け毛、冷え症といった体の症状に加えて、意欲がわかない、くよくよする、といった心の症状も見られました。

迷わずDHEA補充療法を選択、DHEAを1日に25㎎内服することになりました。上の表は治療前と治療から1年後の所見になります。

血中DHEA－s値は当然回復していますが、前回検出されなかったエストロゲンが検出されています。

## ●51歳女性の老化度判定

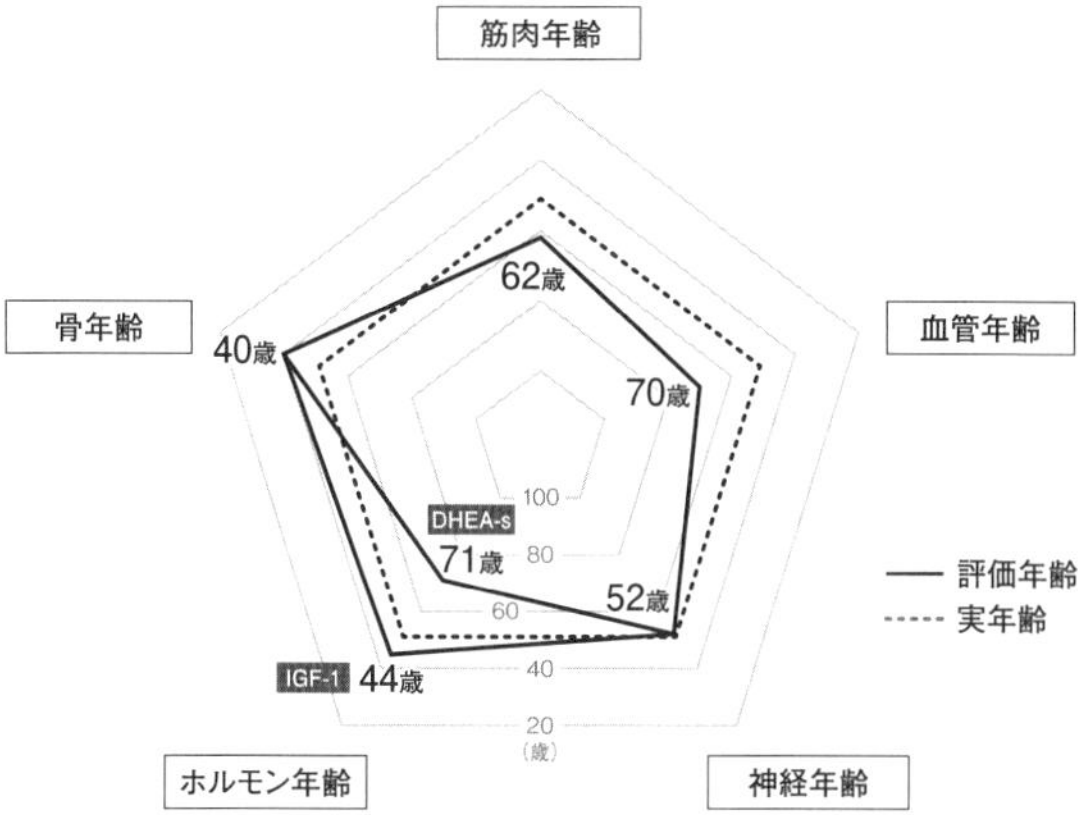


年齢的に卵巣機能が復活することは考えにくく卵巣からのエストロゲン分泌はあり得ません。そうなると、ＤＨＥＡを原料に自らの力でエストロゲンをつくるようになったと考えるのが妥当でしょう。

自覚症状として持っていた、だるさ、肌の不調、抜け毛、便秘といった体の症状、意欲がわかない、くよくよするといった心の症状も改善しています。身体所見・血液データを見れば、体脂肪も良い状態になり、骨密度もやや改善、血管年齢も改善しています。血中のＬＤＬコレステロールや中性脂肪も改善しています。

血管年齢は、指尖《しせん》加速度脈波や脈波伝播速

度を指標として測定するので、心身ストレスが強いと血管壁が緊張するため、高めの値になります。治療前はコルチゾールのDHEAに対する比率は11・9%とストレスホルモンの比率が高く、心身ストレススコアは100点満点中49点、明らかにストレス過剰状態でした。しかし、1年後は、コルチゾールとDHEAの比は5・1%に改善し、心身ストレススコアは100点になっています。血管年齢の改善は、ストレスホルモンのバランス改善が大きな理由だと思います。

**【症例3】DHEA治療でドライバーの飛距離が伸びた**（75歳・男性）

ゴルフが趣味の75歳の男性は、仕事を引退後も月に2〜3回コースでプレイしていました。食事や睡眠をしっかりとり、健康に気をつかってはいましたが、ドライバーの飛距離が落ちたことを悩んでいました。若いころは200ヤード以上飛んでいたのに、70歳ごろから180ヤードに、最近では160ヤードまで飛距離が落ちたと言います。もちろん、飛距離に悩んでアンチエイジングドックを受けたわけではありません。

実際、最初の検査結果は、骨年齢が40歳、血管年齢50歳と見事なものでした。ホルモン

●75歳男性の身体所見の変化

| | 投与前 | 1年後 | 2年後 |
|---|---|---|---|
| 身長（cm） | 165 | 165 | 165 |
| 体重（kg） | 62.4 | 63.2 | 63 |
| 体脂肪率（%） | 17.4 | 18.5 | 17.1 |
| 骨年齢（歳） | 40 | 40 | 40 |
| 血管年齢（歳） | 50 | 58 | 55 |
| IGF-I（成長ホルモン）（ng/ml） | 108 | 120 | 137 |
| DHEA-s（ng/ml） | 900 | 2970 | 1590 |
| コルチゾール（μg/dl） | 14.5 | 20.6 | 15.7 |
| 空腹時血糖（mg/dl） | 97 | 102 | 98 |
| HbA1c（%） | 5.3 | 5.1 | 5 |
| LDL-C（悪玉コレステロール）（mg/dl） | 105 | 118 | 108 |
| HDL-C（総コレステロール）（mg/dl） | 35.3 | 46.2 | 43.2 |
| 中性脂肪（mg/dl） | 80 | 69 | 68 |

年齢はＩＧＦ－Ｉ値（１０８ng／ml）が67歳相当、ＤＨＥＡ－ｓ値（９００ng／ml）が68歳相当といずれも合格圏内です。気になるのはコルチゾール（14・5μg／dl〈マイクログラム・パー・デシリットル〉）とＤＨＥＡの比率が16・１％とストレスホルモンの比率が高く、心身ストレススコアは１００点満点中43点。ストレス過剰状態と判明しました。自身の体の衰えに対する不安もあったのかもしれません。

検討した結果、実年齢の８掛け、すなわち60歳のホルモンレベル（ＤＨＥＡ－ｓ　１２００ng／ml）を目指すことにして、ＤＨＥＡ25mgを１日おきに服用することとしました。その結果、１年でＤＨＥＡ－ｓ値は顕著に増加しました。

●75歳男性の老化度判定

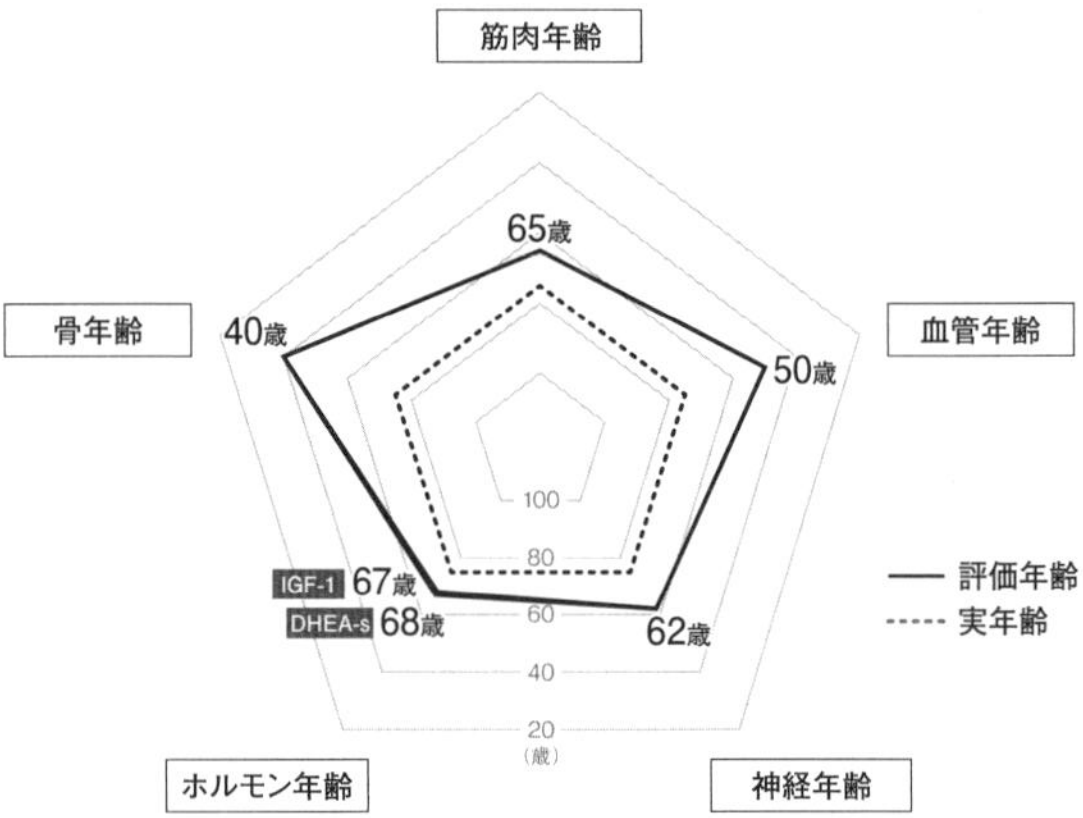


本人からは「疲れにくくなった」といった感想が聞かれるようになり、コルチゾールとDHEAの比率は6・9%、心身ストレススコアは60点にまで改善しました。その後、DHEAの服用量を維持量に減量して経過を見ています。

そして、何よりも本人が喜んでいたのは「ドライバーの飛距離が20ヤード伸びた！」ことでした。現役時代と変わらずにゴルフを楽しむことで、QOLを維持できると実感した症例の一つです。

ピンポイントで行うホルモン治療の罠

ここまで紹介した症例では、DHEAを補

塡することでさまざまな老化と思われる症状が改善されていますが、なぜＤＨＥＡだったのかという疑問がわくと思います。

男性の場合、ＥＤや抑うつなどの更年期症状が現れたときに泌尿器科ではテストステロンを処方されますし、女性の更年期では婦人科でエストロゲンを補塡されるのが一般的です。老化度が高まっている部分にピンポイントでホルモンをプラスし、目立っている症状を改善するのが目的ですから、間違った治療ではありません。

しかし、です。

ここが抗加齢医学の最大の特徴でもあるのですが、「ピンポイントの治療」ではなく、「全身のバランスを整える」ことをテーマにしたときに、特定のホルモンだけで治療するのは早計ではないかと考えるのです。

泌尿器科でも婦人科でも、医師は症状を中心に検査をオーダーします。男性ホルモンが足りない症状だからテストステロンの数値を測る。更年期の女性だからエストロゲン値を測る。それはもう、診断のセオリーですし、治療方針もフォーマットがあり当然のことで責めるべきものではありません。

ただ、アンチエイジングドックで行っているように、多くのホルモン値を検査してみると、分泌量の異常が一つのホルモンに限られているケースのほうが珍しく、テストステロンやエストロゲンが減少しているたいていの患者は、成長ホルモンやＤＨＥＡの値も低下しています。

患者本人の主訴はＥＤや更年期のホットフラッシュで、ほかの症状の訴えがなかった場合でも、成長ホルモンの減少が見られるのであれば、毛髪量の変化や、メンタル面の不調、記憶力の低下など、成長ホルモン起因の症状を確認する必要があるのです。これを怠って、テストステロンやエストロゲンのみを投与してしまうと、気づかないうちに成長ホルモンの低下がより進み、筋肉量が減少する、免疫力が落ちる、血圧の上昇などが加速することがあります。

とはいえ、検査結果で低下を確認できたホルモンのすべてを投与するのは危険です。それぞれのホルモンが互いに影響し合うことを考えると、安直に複数のホルモンを補填することは避けなければなりません。

こうしたケースで頼りになるのがＤＨＥＡです。

50種類ものホルモンの材料となり、なおかつ、ほかのホルモンの代わりとなって働く作用も持つＤＨＥＡ。万能薬とまでは言いませんが、ＤＨＥＡを補塡することで、体内で不足しているさまざまなホルモンの量が調整され、全体のバランスが整っていくのです。

註

＊1　https://mainichi.jp/premier/health/self-check/

＊2　米井嘉一「ＤＨＥＡ・メラトニン・コエンザイムQ10（ユビキノン）を併用した低ＤＨＥＡ症候群の1例」、「Geriatric Medicine（老年医学）」42巻9号、1181〜1185頁、2004年

# 第5章　ＤＨＥＡを減らさない・増やす

## 老化を抑制するために必要なこと

老化度のバランスをとり、できる限り若さを維持するためには適切なホルモン分泌が大切ということは、ここまでの章で十分理解いただけたと思います。そして、何度もお伝えしている通り、ホルモンの中でもＤＨＥＡは重要度が高く、ＤＨＥＡの分泌が適切であれば、ほかのホルモンの低下を補填して、実年齢以下に老化を防ぐことができます。

ただし、年齢とともに必ずＤＨＥＡは減少していきます（図5、71頁参照）。80歳になると、20歳のときに比べてＤＨＥＡの量は10〜20％まで減少するのが一般的。これは適正な老化で、寿命に近づく姿として間違ってはいません。

しかし、アンチエイジングドックで検査をすると、40代でも80代レベルのＤＨＥＡ量の人がいます。細胞レベルで老化が進んでいるわけでなく、ホルモン分泌が不足しているために、太りやすくなり、毛髪量が減り、肌や髪にツヤがなくなり、動作も緩慢になり、他者からも「老けている」と見られてしまう。あまりにももったいない話です。

ＤＨＥＡは服用で補充することができますが、日本では医師が処方する医薬品扱いで、ドラッグストアなどで自由に購入することはできません。もちろん、アンチエイジングドックを受けて、正しい診断と適切な治療を受けるのが老化防止の最善策ではありますが、時間もお金もかかること。まず、みなさんに考えていただきたいのは、いかにＤＨＥＡを減らさないかです。

ＤＨＥＡの分泌が減少する原因には遺伝的要素もありますが、生活習慣に左右される部分が大きいと考えられています。ですから、食事や睡眠などライフスタイルに少し気をつけるだけで、ＤＨＥＡの分泌量減少を抑制できる可能性があります。

この章では、ＤＨＥＡの分泌量を減らさない、そしてできれば今より増やすためにできることを紹介していきましょう。

## 加齢が招く「糖化ストレス」

ＤＨＥＡの低下が起きる原因から突き止めていきましょう。

第３章で活性酸素によるストレスがＤＨＥＡを減少させる原因になっているという話をしましたが、日常生活でＤＨＥＡを低下させるストレスはほかにもあることがわかりました。それが「糖化ストレス」と呼ばれるものです。

「糖化」はたんぱく質と糖質由来のアルデヒドが結合して起きる現象です。血液中に余分な糖分があると、アルデヒドという物質が過剰に生成されて、体内のたんぱく質に結びつき、たんぱく質が変性してＡＧＥ（終末糖化産物）をつくり出します。このＡＧＥがＤＨＥＡを低下させる原因となってしまうのです。

ＡＧＥ生成の機序を簡単に説明しておきましょう。

口から入ったたんぱく質は消化器官を通り、消化酵素によってアミノ酸に分解され、肝臓で貯蔵されます。体の各臓器や筋肉、骨などにたんぱく質が必要になると、酵素を使ってたんぱく質が再構成され、必要な部位に運ばれていきます。

私たちが口にする砂糖はグルコース（ブドウ糖）とフルクトース（果糖）が結合してできており、体内に入るとグルコースとフルクトースに分かれます。99％以上は環状構造のいわゆる甘い「糖」です。しかし、グルコースの０・０２％、フルクトース０・６％は環状構造が開いて直線状構造になり、このときアルデヒド基（化学記号は－CHO）が露出します。この状態はもはや「糖」ではなく「アルデヒド」の状態です。

アルデヒドは極めて反応性が高く、毒性が強い物質です。手当たりしだいに周囲の物質を攻撃します。血中のほかの糖類、血清たんぱく（アルブミンなど）や細胞表面の糖鎖がアルデヒドの攻撃を受けると、壊れて別のアルデヒドが生成されます。その結果、同時多発的に、多種類のアルデヒドが一過性に生成されます。私たちはこの現象を「アルデヒドスパーク」と名付けました。これらのアルデヒドは血中のアミノ酸にも結合しますし、体の中のたんぱく質とも結合します。

血液中にアルデヒドが過剰に存在すると、アミノ酸とアミノ酸の間にアルデヒドが入り込み、体内の温度に反応して通常のたんぱく質とは違った変性たんぱく質になってしまいます。これがAGEの正体です。体をつくるためのたんぱく質になれなかったAGEは、パソコンの中に溜まるバグのように体内に残留していきます。

高血糖だけでなく、脂質異常症によって中性脂肪やLDLコレステロールが高くなっても、またお酒の飲み過ぎによってもアルデヒドができるので、注意しましょう。

AGEは非常にやっかいな存在で、血管にはりつけば動脈硬化や血栓の原因に、腎臓に溜まれば腎不全を起こす可能性があります。そのほか、肌のシミ、骨がもろくなる、白内障、網膜剝離、神経障害などの原因になることもありますし、認知症の患者は脳内に溜まっているAGEが一般の人よりも多いこともわかっているのです。

もちろん、私たちの体もAGEに抵抗していないわけではありません。「プロテアソーム」と呼ばれる酵素の複合体が準備されていて、AGEの分解を担っています。

ただ残念なことに、加齢とともにプロテアソームの機能が低下していくというのは研究者の一致した見解です。そのため、年齢が上がるほどAGEが増える、つまり体に糖化ストレスが多くかかるようになってしまうのです。

## 糖化が老け顔をつくる

糖化が老化を促進させる流れを、もう少し詳しく見ていきましょう。

老け顔の代表と言えば、シミとシワですが、どちらも糖化が大きな原因です。

私たちの体内の組織は、そのほとんどがたんぱく質からつくられています。平均的な成人であれば、体重の約20%はたんぱく質、60%が水分、15%が脂肪です。たんぱく質のうち、約30%はコラーゲンで構成されています。よく耳にする名前だと思いますが、コラーゲンは細胞と細胞の隙間に入り込み、細胞が整然と並ぶような仕切りの役割と、細胞同士をつなぎ合わせる役割を持っています。ですから細胞が集合している場所には必ずコラーゲンが存在します。

このコラーゲンを支えているのが、同じくたんぱく質から構成されるエラスチン。コラーゲン同士を結びつけ網目状に構成する働きと、弾力性や柔軟性を保つ役割を担っています。

肌の表面からやや深い部分に存在する「真皮」はコラーゲンやエラスチンなどで構成されているのですが、AGEが蓄積すると、エラスチンをはじめとする細胞周囲のたんぱく質が硬く、ごわごわしたものになっていきます。その結果、弾力を失った肌はたるみ、シワをつくります。また、糖化した表皮では角化細胞がメラニンを生成するため、シミの原因にもなります。シワやシミだけでなく、透明感や潤いも奪い、肌の見た目が老けていくのです。

皮膚のように外見からわかる部分以外にも、細胞の連結部分で糖化は起こります。

血管にAGEが蓄積されると、血液の通り道が狭くなります。これにより血流が滞り、血圧が高まります。

内臓でも不具合が諸所起こります。たとえば腎臓では、老廃物の含まれた血液をろ過し、尿をつくっていますが、ろ過のために使われるフィルターが糖化によって目詰まりしてしまうと腎臓の機能が低下し、尿にたんぱく質が流出してしまいます。そのこと自体は病気ではありませんが、長期間にわたって尿たんぱくが続くと、腎臓は適切にろ過をしなければと、必死になって血流を増やそうとします。

このときに、血圧を上昇させるホルモン分泌が促されることにより、高血圧となり血管はダメージを受けます。

糖化によって腎臓に負担がかかることで、異常なホルモン分泌が促され、血管の老化をさらに進めてしまうという負の連鎖が続いてしまうのです。

## 糖化ストレスとDHEAの関係

では糖化とＤＨＥＡの間にはどのような関係があるのでしょうか。

ＤＨＥＡは副腎皮質でつくられ、さまざまなホルモンに形を変えて全身に届けられます。

図10　DHEA分泌システム

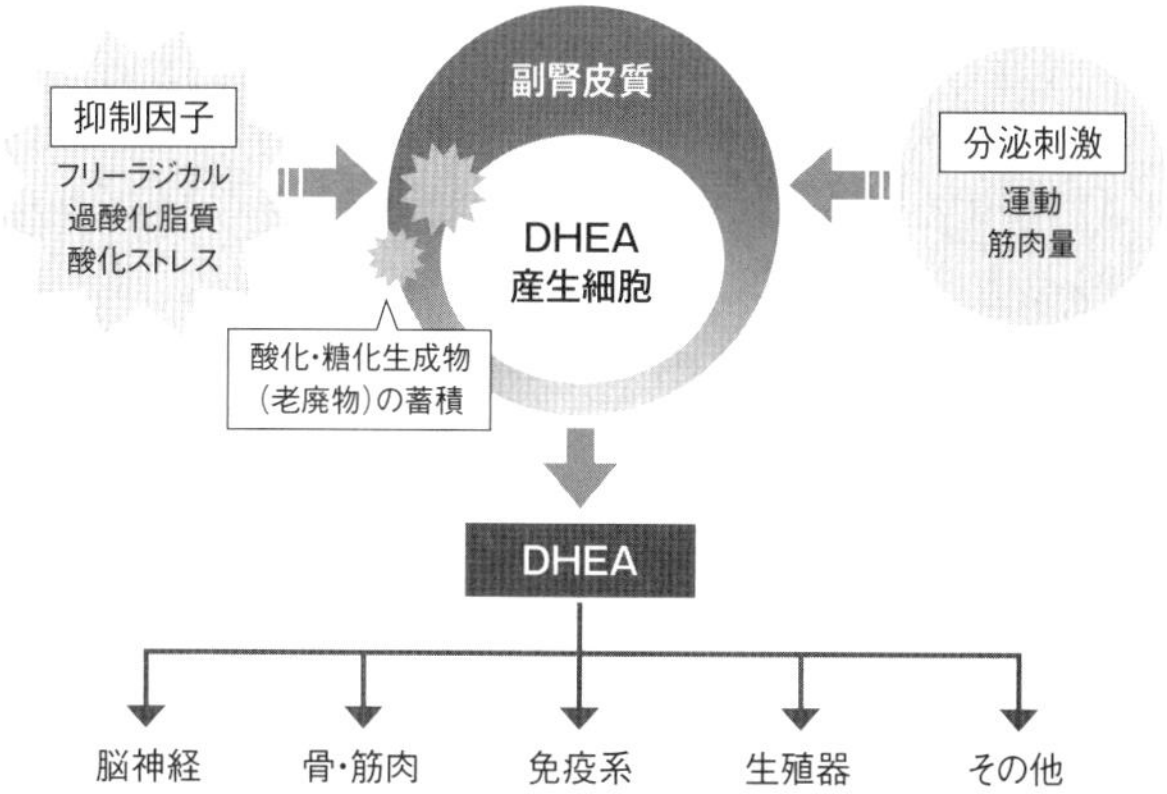


この流れが順調であれば、実年齢を超えた老化は起こらないと考えられます。

ところがDHEAの生成時に、糖化ストレスがかかったり、第3章でお伝えした酸化ストレスが加わったりすると、DHEAの産生が思うようにいかなくなります（図10）。その証拠に、DHEAの産生細胞を調べてみると、その細胞内に脂肪やたんぱく質が酸化や糖化した老廃物が蓄積されているのです。

老廃物が大量に存在すると、副腎皮質でのDHEA生成が困難になり、DHEAの分泌量が不足します。ほかのホルモンへ変換する余裕もなくなり、全身のあちこちでホルモンバランスが崩れるようになってしまいます。

どのような生活がDHEAの生成にストップをかけるのか、逆に生成を促すにはどのような日常生活が大切なのか。ここが非常に重要なポイントとなってくるのです。

## 食品中のAGEについて知る

糖化状態をもう少しわかりやすく説明するために、ホットケーキを例に話をしてみましょう。「たんぱく質＋糖質」を加熱すると糖化状態が発生するのですが、牛乳と卵はたんぱく質、小麦粉と砂糖は糖質です。これらを混ぜ合わせた生地をフライパンにのせて加熱するとこんがりとした焼け目ができます。あの部分が糖化した状態です。

きつね色くらいなら問題はありません。むしろ食べ物の味と香りを良くしてくれる良いAGEです。しかし、真っ黒にこげたものは糖化した変性たんぱく質をそのまま食べるようなものでリスキーです。焼き魚や焼肉のこげも同様で、悪いAGEが多く含まれます。悪いAGEの例は、アクリルニトリル。こげの中のこの成分には発がん性が確認されています。

しかし、私は「食べ物のAGEに注意せよ！」という考え方には否定的です。レストランのシェフから、「私たちはいったいどんな調理をして、おいしい食事を提供したらよいのでしょうか」と相談を受けたことがあります。味噌《みそ》や醤油《しょうゆ》、たこ焼きやお好み焼き、コンソメスープやプリンなど、香ばしくておいしい食べ物にはＡＧＥが適度に含まれていま す。こんなにおいしいものをわざわざ避けるなんてナンセンス！　想像しただけでも不幸になりそうです。

あまり知られていませんが、ＡＧＥには善玉、つまり体に良い種類も存在します。その代表はメラノイジンと呼ばれ、コーヒーや味噌、醤油に多く含まれ、味と香りを豊かにする抗酸化作用を持つＡＧＥですから、摂取して悪いどころか積極的に取り入れたい食品でもあるのです。

要するに、こげは食べないこと、そもそもどんなものであっても食べ過ぎに注意すべきなのです。

人類は、50～80万年前ごろから火を使い始めたと言われています。当然、食べ物からのＡＧＥ摂取量が増えることになります。しかし、その結果、何が起きたでしょうか!?　ほかの霊長類と圧倒的な差をつけて、脳の容積が増大したのです（図11）。

**図11　脳容量の変化**

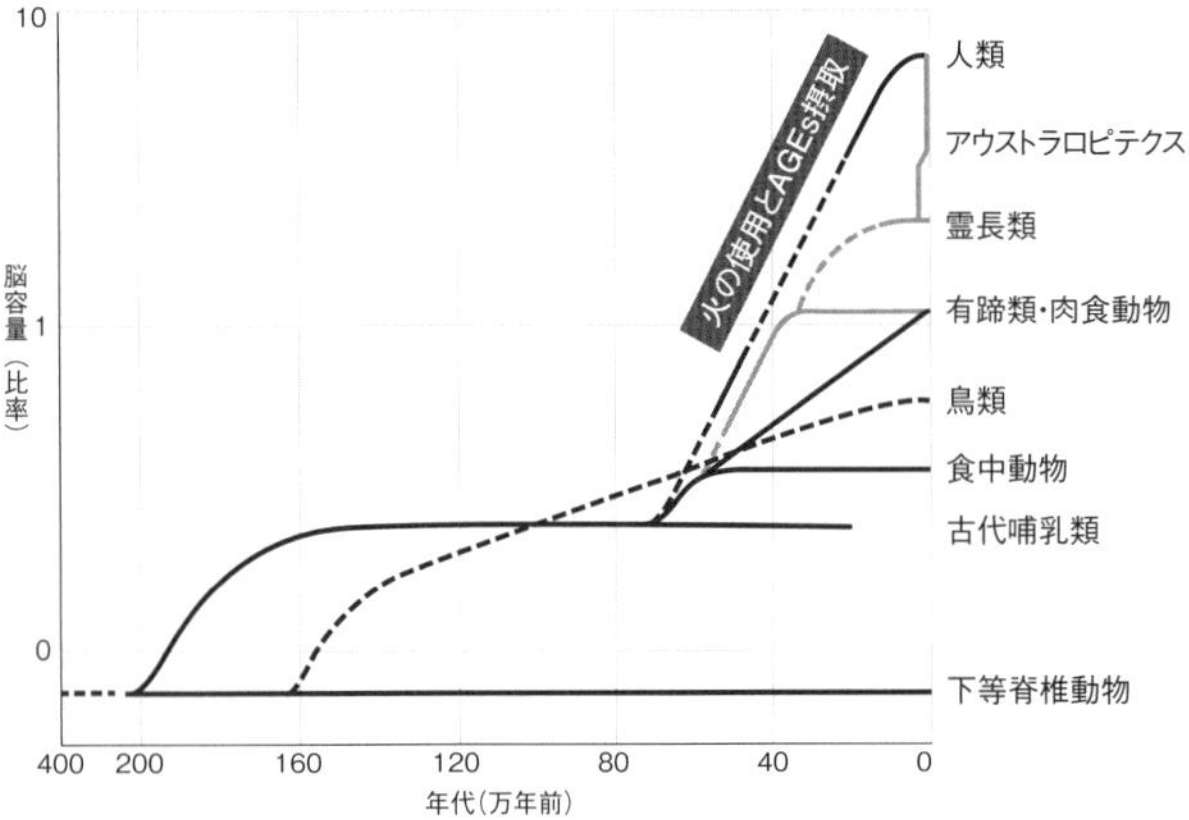


Jerison HJ, Paleoneurology and the evolution of mind, *Scientific American* 234(1): pp.90-91, 94-101, 1976. をもとに編集部にて作成

ＡＧＥはＲＡＧＥと呼ばれるＡＧＥ受容体（Receptor for AGE）と結合します。ＡＧＥとＲＡＧＥが結合すると、炎症を起こす物質（炎症性サイトカインと呼ばれます）を放出するので、炎症や障害の形成に関係あるとされ、ＲＡＧＥは悪者のイメージが定着しています。しかし、ＲＡＧＥが存在しないと、脳が健全に発育しないこともわかっています。

さらに二〇一九年、金沢大学の山本靖彦教授が重要な発見をしました。通常、脳と毛細血管の間には血液脳関門（ＢＢＢ：blood brain barrier）が存在して、有害物質が脳に届かないように防御していますが、愛情ホルモンのオキシトシンは、RAGEと結合すればBBBを通過し、血中から脳に移行することができるのです。

血中のAGEはBBBの毛細血管のRAGEを増やします。そして、愛情ホルモンのオキシトシンがRAGEに結合して、脳に届くことによって、愛情が生まれることがわかりました。つまり、AGEを含むおいしいものを食べて、脳の血管のRAGEを増やせば、オキシトシン効果が発揮されやすくなり、やさしくて愛情深い人になれるのかもしれません。

反対に、ろくなものを食べずに、すさんだ生活を送っていると、愛情表現が上手くいかなくなるかもしれません。

## 「糖質オフ」は必要なのか?

ダイエットや健康維持を目的に「糖質オフ」が話題に上るようになって、すでに10年以上が経《た》ちます。賛否両論ありますが、老化度の観点から述べるのであれば、糖質のとり過ぎは老化を促進し、DHEAの分泌にも影響を与えるというのが私の答えです。

白米や小麦、そば、砂糖など、糖質の多い食品は、年齢が上がるにつれてAGEをつくる原因となってしまいます。若いころは新陳代謝が激しく、次々と細胞をつくるために多くの糖質が必要になりますが、それでもとり過ぎると、疲労を感じやすくなったり、やる気が出なくなったり、脂肪の燃焼がしづらく太りやすくなります。

その理由は、過剰な糖質が成長ホルモンの分泌を抑制してしまうからです。成長ホルモンは筋肉や骨をつくる、免疫を高める、メンタルの正常化など、非常に重要な役割をしているホルモンですから、抑制されると体のあちこちに不調が現れるようになります。

それでも若いころは新陳代謝が高く、AGEの産生を抑えることができますが、DHEAや成長ホルモンの分泌が低下し始める40代以降では、必要以上の糖質摂取によってAGEは蓄積される一方となってしまいます。

だからといって、糖質をシャットアウトするのは賛成できません。体を動かすエネルギーは糖からつくられますし、何より「白米が好き」「主食を食べないと気がすまない」という人にとっては、糖質制限がストレスになって、かえってホルモン分泌を狂わせてしまう可能性があります。基本的には1日の食事量の中で、たんぱく質2割、脂肪2割、炭水化物6割くらいがちょうど良い目安です。

糖化を気にするのであれば、「GI値（グリセミック指数）」のコントロールを実践するのがおすすめです。GI値は食品を摂取したことで変化する、血糖値の上がり方を数値で表したものです。食品によって異なり、GI値が低いものほど糖をコントロールするホルモン「インスリン」の量を抑制することができます。

インスリンは血糖が高い状態が続いたときにすい臓から分泌されて、血中の糖をコントロールする役割をしていますが、過剰に糖をとり続けていると、すい臓が障害を起こし、インスリンが適切に分泌されなくなってしまいます。

この状態が続くと糖尿病へと陥落していくわけですが、その前に、何とかインスリンの大量分泌を抑えて、自然に血糖をコントロールしてほしいのです。できる限り、GI値の低いものを食べるようにする、GI値の高いものの摂取量を抑える工夫をするだけでも、すい臓への負担を軽減できます。

## 玄米の力

糖質をついたくさん食べてしまう人は、白米から玄米に切り替えるのがおすすめです。玄米の効用は以前からいろいろ言われてきましたが、糖質制限が声高に叫ばれるようになって、玄米の存在もやや危うくなってきています。

しかし、詳しく調べていくと、玄米に含まれる食物繊維が非常に優秀であることがわかってきました。食物繊維は、腸内細菌を弱酸性に導く作用があり、これによって善玉菌が増えます。加えて、乳酸菌や酪酸菌といった良い菌も含まれていますので、ますます善玉菌優位の状態をつくってくれます。

さらに、アミノ酸の一種である「GABA（ギャバ）」も含まれています。GABAにはストレスの軽減や心身をリラックスさせる効果があるとされ、近年非常に注目を集めている成分です。

また、玄米に含まれる「γ《ガンマ》－オリザノール」という米ぬか油には、動物性脂肪による肥満を防ぐ効果があります。動物性脂肪を含んだ食事をすると「もっと食べたい」という欲求にかられることがあります。節制できないほどの欲求を感じることもありますが、あれは脂肪組織が仲間を増やしたがる性質を持っているからなのです。しかし、その欲求を封じてくれるのがγ－オリザノールなのです。[*1]

体内の脂肪が「もっと食べろ」「運動はするな」と脳に命令をすると、私たちは途端に動くのが面倒になり、どんどんカロリーの高いものを食べたくなります。動物性脂肪依存と呼ばれる、いわゆるアルコール依存症や薬物依存症と変わらない機序ですが、玄米にはそれを断ち切るだけの優秀な脂肪代謝能力が備わっているのです。

今後、さらに研究を進めていきますが、糖質を完全に断つよりも、玄米を適量食べるほうがＡＧＥは溜まりにくく、ＤＨＥＡの生成に役立つという研究結果が発表できるかもしれません。炭水化物を食べるなら、玄米をチョイスする。老化を抑制したいなら、ぜひ試してほしいと思います。

## 食べ方の工夫でＤＨＥＡを増やす

食事とホルモンの関係で大切なのは、食品の種類だけでなく、食べるタイミングや食べる順番もポイントとなります。

ダイエットを実践している人で「朝食を抜く」ルーティンを続けている人がいますが、このやり方では昼食後の血糖値が急上昇することがわかっています。朝食に糖質に加えて必ずたんぱく質を食べることで、血糖が上がりにくくなります。

私の研究室では朝食と昼食に食べるものを指定して、血糖値を測定する実験を行ったことがあります。朝食に食べるものを、①精白米（市販のパックご飯）のみ、②コンビニの弁当、③牛丼という三つのグループに分け、昼食には全員、白米のみを食べてもらいました。すると、昼食後の血糖値がもっとも上がりにくかったのが、③の牛丼を食べたグループだったのです。

その後の調査で、玉ねぎや汁だけでなく、肉をのせることで昼食後の血糖値が抑えられることが判明しました。つまり、たんぱく質が血糖をコントロールする重要な役割を果たしていたのです。

また、食事する際の「食べる順番」も、数年前からさまざまな情報番組などで取り上げられています。こちらも正しいホルモン分泌につながるので実践していきましょう。「べジファースト」と呼ばれますが、食事の最初に、食物繊維を多く含む野菜、果物、海藻類などを食べる。次にたんぱく質、最後に糖質という流れが、血糖値の急上昇を防ぐ効果が高いとされています。日本の懐石料理やフランス料理のフルコースは、まさにこの流れにのっとった順序で食事が提供されています。

ただ、家庭でこの食事方法を常日頃行うのは難しいと思います。食事の最初に野菜や海藻のサラダを食べ、5分ほど時間をあけてからメイン料理に手をつけるだけでもよいでしょう。

それから、ついやってしまう深夜の食事は我慢が必須です。午後6時に食べるのと、午後11時に食べるのでは圧倒的に午後11時のほうが、血糖値は上がりやすくなります。その時間帯は、体内時計に制御されたホルモンバランスの関係で、血糖を上げるホルモン量が増え、インスリン分泌は抑制された状態になっています。そのために夜遅くに食べると血中に放出される糖の量が増えてしまうのです。

血糖値の急上昇が抑えられれば、余分なインスリンを分泌する必要がなくなり、体の負担は軽減されます。体に無理を強いない。これが老化を防ぐカギとなるのです。

## コレステロールはＤＨＥＡの材料

健康診断のコレステロール値で引っかかっている人がアンチエイジングドックに来られて、「卵は食べないように」と主治医に指導されているとおっしゃることがあります。

それはあまりに古い情報でナンセンスです。現代の医療の常識として、コレステロール値を下げるために卵を食べないなどというのはあり得ません。なぜなら、コレステロールは体内でつくられるものだからです。

このことは国も認めている話で、厚生労働省が5年ごとに発表している「食事摂取基準」を見ると明白です。1日のコレステロール摂取の目標量を、2010年版では、成人男性は750㎎未満、成人女性は600㎎未満としていましたが、5年後の2015年版では、コレステロールの摂取基準そのものの記載がなくなったのです。

コレステロールは体内で合成する脂質であり、卵を食べたからとか、食べなかったからという問題ではないのです。それどころか、卵に含まれるたんぱく質は、細胞をつくるための貴重な材料になります。

ＤＨＥＡも十分なたんぱく質が体内になければ産生できません。都市伝説にまどわされないようにしてください。

## 酒がもたらす糖化と酸化

最近の若者は、酒をあまり飲まなくなったようですが、40歳以上の方たちは「飲むのも仕事のうち」と上司に教育されてきた世代かもしれません。しかし、今もがっつり飲んでいるという人は、そろそろ一考したほうがよいでしょう。アルコールも「糖質」の一種。飲み過ぎは老化を促進させます。

その理由は、アルコールが体内で分解される機序にあります。アルコールが体内に入ると主成分の「エタノール」は、血管を通って肝臓に運ばれます。肝臓では、エタノールの90％が酸化して「アセトアルデヒド」という物質に分解されます。飲むと顔が赤くなる、気持ちが悪くなる、頭痛がするといった症状は、いずれもアセトアルデヒドのせいです。

酒に強い人は、アセトアルデヒドを分解する酵素「アセトアルデヒド脱水素酵素」をたくさん持ち合わせています。欧米人が酒に強いのも、この酵素を多く有しているからですが、日本人は遺伝的に少ない傾向にあります。

分解したアセトアルデヒドは酢酸となって、血液中を通して全身に回ります。最終的には水と二酸化炭素に分解され、汗や尿、呼気となって排出されます。酒を大量に飲んだ翌日の体臭や口臭がきつくなるのは、そのせいです。

そうした酒の困るところは別にしても、アセトアルデヒドには非常に怖い部分がありま す。それが、ここまでに説明してきた糖化に関わることです。分解されなかったアセトアルデヒドが血中を流れていく際に、血管に直接ダメージを与えていきます。さらに細胞内に入り込んで、たんぱく質と結びついてAGEをつくります。酒が体を壊す最大の原因がここにあるのです。

同時にアセトアルデヒドには体を酸化させる恐ろしい一面もあります。糖化ストレスと酸化ストレスに毎晩見舞われていれば、全身の老化が進んでも何ら不思議ではないのです。

## 喫煙が見た目の老化を加速

日本中が嫌煙ムードではありますが、ニコチンといまだに縁の切れない人もいるでしょょう。私の周囲にも「タバコをやめるくらいなら、死んでもいい」と啖呵《たんか》を切る人物がいます。副流煙を他者に撒《ま》き散らかさないのであれば「ご自由に」と言いたいところではありますが、喫煙と老化については語らないわけにはいきません。

タバコに含まれるニコチン、タール、一酸化炭素はすべて体を老化させるものです。タールは200種類以上の有害物質を発生させ、一酸化炭素は体内を酸化させ、ニコチンは中毒性をもたらします。そして、タバコの煙にはホルムアルデヒドをはじめ数種類のアルデヒドが含まれており、糖化ストレスを増強する大きな原因になっています。

喫煙をした人の肺の中では、盛んに免疫機能が働きます。体にとって害となるものを何とか排出しようと、活性酸素を振りかけるため、体内では酸化が続きます。体がどんどん錆びていくわけです。さらに、タールに含まれる有害物質が血管を通して全身をめぐり、がんを誘発させることも知られていますし、血管が収縮して、男性の場合にはEDの原因にもなります。

また、喫煙者と非喫煙者の皮膚に含まれるAGEの量を検査すると、明らかに喫煙者のほうがAGE量の多いことがわかっています。2013年にアメリカCNNで発表された、双子79組を比較した実験では、喫煙者ほど目の下のたるみや、口の周りのシワが増えていることが明らかになりました[*2]。

喫煙者と非喫煙者の双子の顔をプロのカメラマンが撮影し、顔のパーツごとに年齢を評価する比較をしたところ、喫煙者のほうが老けて見える確率が57％、両方とも喫煙者の場合には、喫煙期間の長い人ほど年齢が高く見られる割合が63％だったそうです。

ホルモンに関しては、喫煙が女性ホルモン、エストロゲンの分泌を低下させることはよく知られています。エストロゲンの低下が更年期障害の症状を引き起こすことは何度も説明してきましたが、喫煙することで若くして骨粗しょう症や血圧上昇などに悩まされる人もいます。

喫煙でホッとできる、食欲が抑制できると「百害あって一利なし」を否定している人は、体の機能が人より早く老化していることだけは自覚しておいてもらいましょう。

## DHEAを増やす最短の道

ここからはDHEAを増やす積極的な方法について解説していきましょう。

まず、何をおいてもDHEAの増加には「運動」が欠かせません。アスリートおよび一般人が体に負荷をかけた直後にはDHEA量は減ります。しかし筋肉を鍛えていることによってDHEA分泌量は増加してゆきます。一般の人においても筋肉を鍛えているかいないかで、DHEAの量には大きく差が開きます。

明確な理由は判明していないのですが、データを解析してみると筋肉量が多い人、運動量が多い人はDHEAも必ずと言ってよいほど多いのです。

私の患者で実験をしてみたのですが、普段、まったく運動をしていない40歳の女性を20人集めて、フィットネスクラブの40分のクラスを週3回、2ヵ月続けてもらいました。するとDHEAのレベルが平均で15～20％アップしました。

運動の負荷や種類によって差が出るのかを知るために、軽い筋トレを重点的に行うクラスと、ジョギングやスキップ、ウォーキングなどの有酸素運動を行うクラスに分けてみましたが、2ヵ月間経過してもほとんど違いは現れませんでした。どうやら運動の種類は関係なく、継続に意味があるようです。

また、これまで運動習慣のなかった人ほど、DHEAのレベルアップは目立っていました。ゴルフでももちろん良いのですが、最低でも週に2回は運動をするようにしましょう。

## 睡眠不足を解消せよ!

ホルモン分泌と睡眠は強い結びつきがあります。質の良い睡眠は成長ホルモン、メラトニン、そしてDHEAの分泌を適正にコントロールしてくれます。

睡眠中は、夢を見ている「レム睡眠」と、ぐっすり深い眠りの「ノンレム睡眠」の二つが70~90分ほどのサイクルで交互にやってきます。適切な睡眠時間は、5サイクルで7時間から7時間半がおすすめです。それが難しければ4サイクルで6時間くらいは確保してください。

ただし、1サイクルの時間は、年齢が上がると短縮されていきます。「歳をとって、眠りが浅くなった」とか、「長時間眠れなくなった」と感じるのは、そのせいです。あまり気にせず、5サイクルの睡眠を心がけるようにしましょう。

さて、睡眠時間が短いと体にどんな影響が現れるかですが、高血圧や糖尿病の発症頻度は確実に上がっていきます。逆に睡眠時間が十分であれば、HDLコレステロール(善玉コレステロール）の値が改善されていきます。

ＨＤＬコレステロールは、血管にある余分なコレステロールを肝臓に戻す働きをしており、動脈硬化などの血管障害を防いでくれます。ホルモンの分泌と相まって、血管の健康を支えてくれるのですから、中年期以降は特に睡眠時間を確保する意識が大切です。

加えて、睡眠時間が短いと、食欲を抑制する「レプチン」というホルモンが減少し、それが続くと食欲のコントロールが効かなくなり、生活習慣病へのリスクが高まることもわかっています。

また、同じ睡眠時間をとっていても、就寝する時刻によって成長ホルモンの分泌に違いが生じます。本書で何度も登場している成長ホルモンは、「成長期のみに必要なホルモン」だと勘違いされている人も多いのですが、一生涯必要な、そして非常に大切なホルモンです。

菌やウイルスから体を守る、筋肉を増やす、コミュニケーション能力のアップ、幸福感を感じる、皮膚や毛髪の若々しさを保つなど、多幸感にあふれたパワフルな日常生活を送るためになくてはならない存在です。

その成長ホルモンを潤沢に分泌させるには、遅くとも午後11時までに入眠する必要があります。さまざまな研究結果が報告されていますが、後述するメラトニンとの相互作用により、明け方から換算して7時間前までに眠ることで、成長ホルモンがつくられるというのが現状での定説となっています。

## ベッドの中のスマホは厳禁

ホルモン分泌を適正にするためには、睡眠の質も上げる必要があります。就寝中に内臓や脳をしっかり休ませるために、就寝時間の1時間前にはパソコンやスマートフォンのブルーライトから目を離しましょう。

ブルーライトは私たちが認識できる光の中で、もっとも波長が短く強いエネルギーを持っています。この刺激を視神経が朝の太陽の光と勘違いをして、本来、夜間に分泌されるホルモン、メラトニンを抑制してしまいます。メラトニンの分泌が停止されると、体は活動モードに入ります。その結果、目がさえて眠れなくなったり、睡眠そのものが浅くなったりしてしまいます。

## 図12　ブルーライトによる睡眠障害

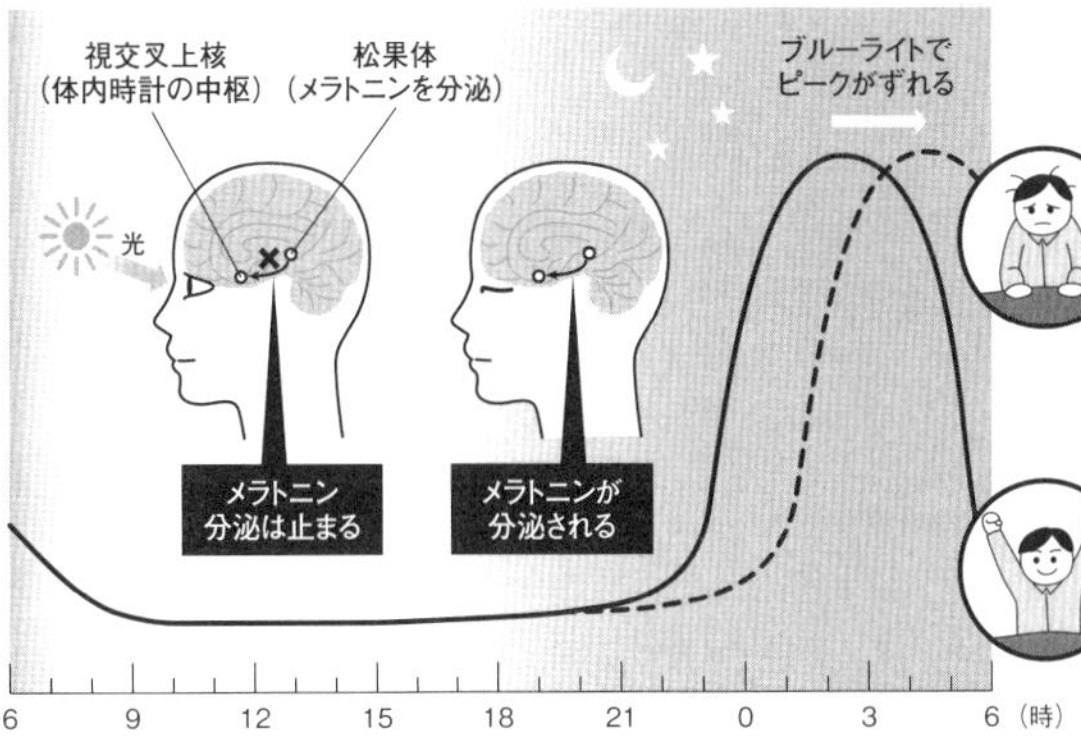


また、メラトニンが分泌を停止してから、14～15時間で眠気が襲ってくるように体がコントロールされるので、深夜にメラトニンの分泌が停止されてしまうと、翌日の午後になって耐え難い睡魔に襲われてしまいます（図12）。

24時間を有効に活用するためには、ベッドの中でスマホは厳禁です。どうしてもという場合にはブルーライトをカットするメガネの使用をおすすめしますが、完全にシャットアウトできるわけではありません。できる限り、就寝時のスマホは避けるようにしましょう。

### 良質な睡眠がDHEAを増やす!

私たちは、睡眠の質の向上がステロイド系ホル

## 図13　睡眠の質が改善したときのステロイド系代謝物の変化

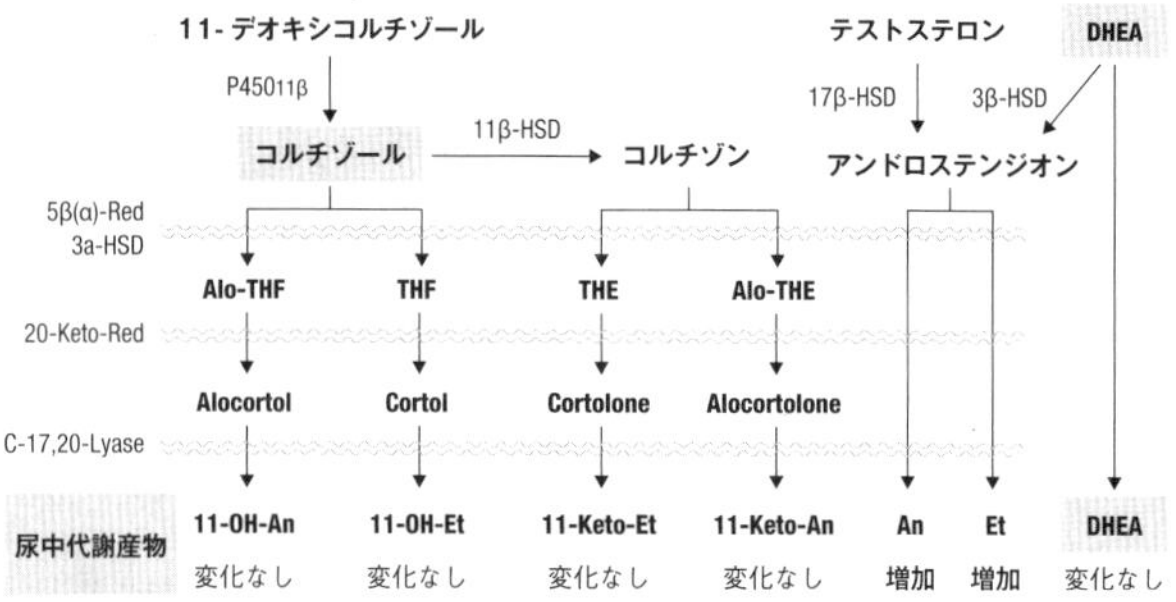


コルチゾール系の11-OH-An、11-OH-Etは変化なし。DHEA系のAn, Etは増加。An:アンドロステロン、Et:エチオコラノロン、THF:テトラヒドロコルチゾール、THE:テトラヒドロコルチゾン
Takabe W, et al., Effect on sleep quality of bedding with a high user rating in a post-marketing survey: a non-controlled open-label study, *Glycative Stress Research* 3(3): pp.110-123, 2016. のデータをもとに編集部にて作成

モンの代謝にどのような影響が及ぶかについて調べたことがあります。

　ステロイド系ホルモンとはステロイド骨格を有するホルモンの総称で、コレステロールを材料として生成されます。男性ホルモン（テストステロン）、女性ホルモン（エストロゲン）、たんぱく同化ホルモン、ストレスホルモン（コルチゾール）、抗ストレスホルモン（DHEA）があります。

　ステロイド系ホルモンの代謝経路と試験結果を図13に示します。

　寝具が合わなくて睡眠に不満がある人を対象に、快適な寝具に代えて睡眠の質を高めたときのステロイド系ホルモン代謝産物の変化

を観察しました。

調査の結果、「睡眠の質」が改善したときには、ＤＨＥＡ系代謝産物（アンドロステロン「Ａｎ」とエチオコラノロン「Ｅｔ」）が有意に増えましたが、コルチゾール系代謝産物は変化しませんでした。この結果は、睡眠の質が高まると、ＤＨＥＡ産生が増加することを示しています。

自身のＤＨＥＡ産生を高めるために、そして歳をとってもＤＨＥＡを減らさないために「良質な睡眠をしっかりとること」はたいへん重要なのです。

## 睾丸を冷やせば精子は増える

第３章でＥＤについて述べましたが、男性が原因とされる不妊改善のためのアドバイスを一つしておこうと思います。

結論は「睾丸を冷やせ！」のひとことです。

動物実験でもすでに証明されていますが、睾丸を冷やすと確実に精子の数が増え、元気になります。アンチエイジングドックを受診された方で不妊を訴えている場合は、まず冷やすことをおすすめしています。睾丸を冷やすための、陰嚢《いんのう》冷却用下着も販売されていますから利用するのもよいでしょう。

日常的に風呂の湯船につかるのは問題ではありませんが、サウナに長時間入るとか、床暖房の上に座り続けるのは避けましょう。特に幼児期や学童期のお子さんは重要です。慶應幼稚舎も青山学院初等部も、男の子の制服は半ズボンです。歴代の慶應大学病院小児科の先生方の指導が行き届いているのです。下着は締めつけ感のあるものより、ゆとりのあるタイプのものを選び、半ズボンをはかせて将来の不妊を防いであげてください。

また、環境ホルモンの問題で男性不妊が増えている一面もあります。環境ホルモンは正式には「外因性内分泌かく乱化学物質」と呼ばれ、生物の体内に入り込み、本来のホルモン分泌を狂わせ、生体に障害や有害な影響を与える化学物質のことを言います。

オスとメスの両方の機能を持つ雌雄同体のコイが発見されていますが、工場から排出された化学物質が原因とされています。川に生息するメダカのオスがメス化したり、陰茎の小さなワニも発見されたりしていますが、これらはペットボトルなどのプラスチックが川の水に溶け出したことが原因だと考えられています。

ほかにもダイオキシンや有機スズ化合物など、環境ホルモンには多くの種類があります。これらを体内に入れないように避ける生活も、男性不妊を予防するためには大切です。食器類にプラスチック製品を使わない、農薬や食品添加物ができるだけ使われていない食べ物を口にする。子育て中の方は、わが子に環境ホルモンの影響が及ばないように、できる限り注意を払ってもらいたいと思います。

## サプリメントのおすすめは亜鉛とアルギニン

「ホルモン分泌を助けるために、サプリメントを飲むのは効果がありますか？」と質問を受けることがあります。

はっきり申し上げて、手ごろな価格で購入できる市販のサプリメントでは、ホルモン分泌を大きく変化させることは難しいでしょう。サプリメントの価格設定はたいてい含有量に比例しており、低価格帯のものでは量的に意味がないのです。

ある程度の金額を覚悟して購入するなら「亜鉛」と「アルギニン」をおすすめします。

亜鉛は主に骨や筋肉、皮膚、肝臓、脳、腎臓などにある成分で、たんぱく質やＤＮＡの合成に必要なミネラルの一つです。非常に重要なミネラルですが、体の中で生成できないため、食べ物から摂取するしかありません。亜鉛が多く含まれる食材には牡蠣《かき》、あわび、するめ、豚レバー、牛肉、卵、チーズ、高野豆腐、納豆、切干大根、アーモンド、落花生などがあげられますが、約半分以上の成人に亜鉛の摂取量が足りないと言われています。

亜鉛が不足すると、味覚障害や嗅覚障害、貧血、免疫力低下、肌や爪の異変、脱毛などの症状が起こります。また、男性ホルモンのテストステロンの生成にも関わっており、亜鉛が不足するとEDや精子数の不足の原因にもなります。

激しい運動や過激なダイエットを続けている人は亜鉛不足に陥りがちなので、サプリメントで補充するのは得策です。また、飲酒後の代謝にも亜鉛が大量に使われます。バーなどで、つまみにナッツや落花生が提供されるのは、栄養面で理にかなっているのです。

ただし、亜鉛のサプリメントを長期間常用すると、吐き気や下痢などの副作用を起こしたり、男性の場合は前立腺がんの原因となったりする可能性があるので、注意が必要です。亜鉛の数値を測定してもらい、サプリメントが必要かどうか医師に判断を委ねるほうが安全でしょう。

一方のアルギニンはアミノ酸の一種で、成長ホルモンの生成に関わります。成長期はもちろん、大人になってからもスムーズな新陳代謝や、骨、筋肉の維持、精力上昇、免疫力アップのために欠かせないものです。

食材の中では、鶏肉、豚肉、大豆、エビ、マグロ、玄米、卵、落花生などのたんぱく質にアルギニンは多く含まれますが、年齢とともに体内で生成されるアルギニン量は減少してしまいます。サプリメントで摂取するなら、まずはアルギニンを検討するのがよいでしょう。

私自身も、粉末のアルギニンのサプリメントを日常に取り入れています。ただし、アルギニンはアルカリ性でそのまま飲むと食道や胃に負担をかけるので、酸と割って飲むようにしています。アルギニン5～10gを、同量のクエン酸を混ぜ、炭酸水で割るとレモンスカッシュのように美味です。アルギニンは多くのメーカーから販売されていますが、海外のものを並行輸入してもいいでしょう。

また、筋肉をつけるために運動している人や、スポーツのパフォーマンスを向上させたい人にもアルギニンの摂取はおすすめです。私がボクシングジムで行った実験でも、アルギニンの効果は証明できました。ボクシング選手のスパーリングの間にさまざまなサプリメントを摂取してもらったところ、アルギニンがもっとも体力強化に適していることがわかったのです。たんぱく質に合成されるスピードが早く、体力の回復に効果が高いのだと思います。

アルギニンの副作用は、口唇ヘルペスの活性化とニキビができやすくなることです。症状が出た場合には、すぐに効果の出る薬があるので、医師に相談するとよいでしょう。信頼できるルートであれば、通販を利用しての購入も可能です。アルギニン入りの飲料は含有量が低いうえに、糖分がかなりの量含まれているので避けたほうが賢明です。

## DHEAを増やすサプリメントNMN

サプリメントの「NMN（ニコチンアミド・モノヌクレオチド）」が、最近、抗老化物質として注目されています。NMNは、人が生きるうえで重要な補酵素「NAD（ニコチンアミド・アデニンジヌクレオチド）」の材料となる物質です。NMNを摂取することにより、不足しがちなNADを補給できるという利点があります。

## 図14　ミトコンドリア内部のTCAサイクル

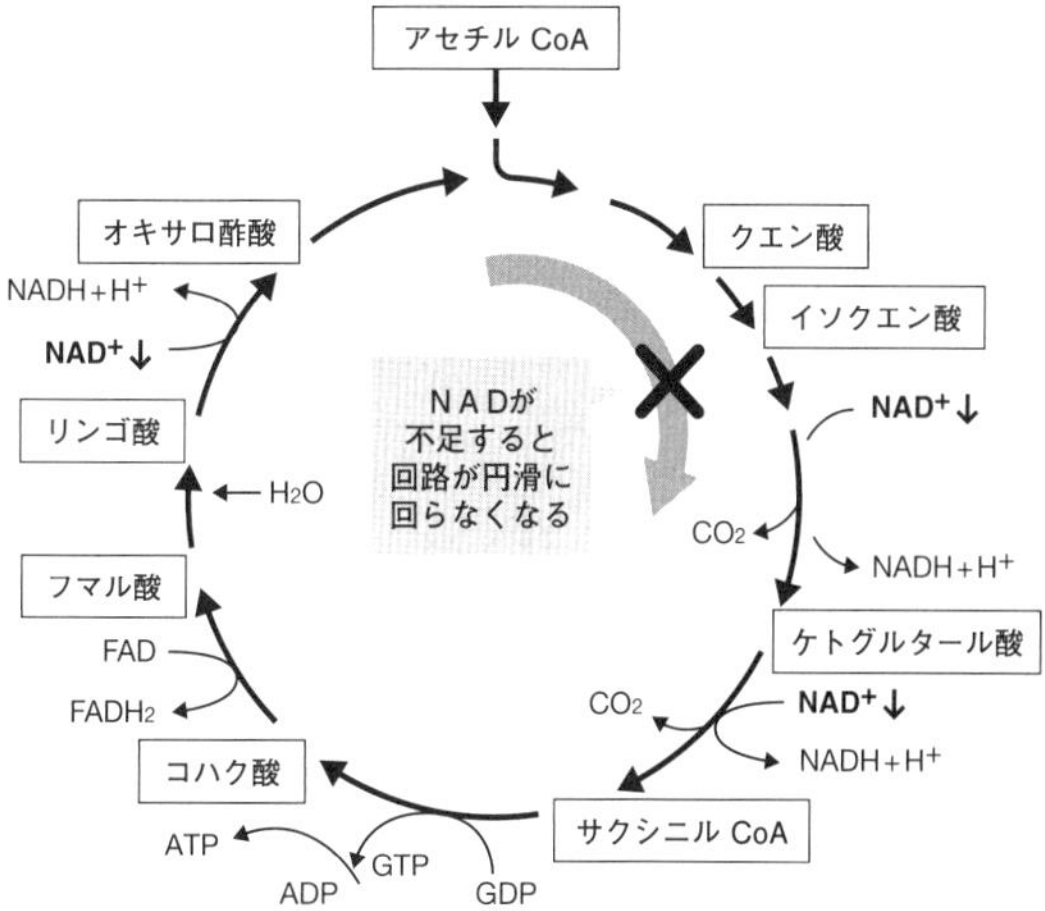


出典：同志社大学講義資料

補酵素とは何でしょうか。体の中ではさまざまな化学反応が起きており、酵素というたんぱく質がこれらの反応を効率良く助ける役割をします。補酵素は、この酵素の働きを助ける成分です。ほかにチアミンピロリン酸（TPP）、フラビンアデニンジヌクレオチド（FAD）などがあります。

NADは、ミトコンドリアでエネルギー産生するために重要なTCAサイクル（図14）が円滑に作動するために必要な物質です。不足すると、細胞は活動するためのエネルギーが十分に得られず、機能が低下してしまいます。

ＮＡＤは、加齢に伴い減っていきます。糖尿病、肥満や高脂肪食、飲酒過剰がある人では糖化ストレスが強く、ＮＡＤ消費が多くなるため、ＮＡＤも減少します。ＮＡＤ不足の人にとって、ＮＭＮはたいへん有効な成分なのです。

ＮＭＮの効果と副作用について、パイロット試験の成績を紹介します。[*3]

閉経後の女性17人に対し、ＮＭＮを1日1回３００㎎を8週間経口投与したところ、血液検査で糖尿病指標ＨｂＡ1ｃの低下、ＨＤＬコレステロールの増加、インスリンの働きを助けるアディポネクチンの増加、皮膚に蓄積したＡＧＥ蛍光の低下を認めました。そして、この本の主役であるＤＨＥＡの増加も認めました。自覚症状については肌症状（乾燥肌、肌荒れ）が改善したという回答が多く見られ、そのほかには「眠りが深くなった」「疲れにくくなった」「目の疲れが減った」との回答がありました。

ＮＭＮ摂取によりＤＨＥＡ産生細胞のＮＡＤが増えて、細胞機能が改善したことがＤＨＥＡ増加の理由だと推測しています。また、ＤＨＥＡ産生細胞に老廃物（リポフスチン）が溜まると、産生量が減ることがわかっています。リポフスチンは、たんぱく質や脂質が酸化したり糖化したりすると形成されます。ＮＭＮ投与により糖化ストレスが減って、細胞内老廃物が減ったこともＤＨＥＡ産生増加に貢献していると考えられます。

この試験では副作用がありました。１名に頭痛の副作用が現れたため、服薬を中止しています。副作用が起きた理由はわかりませんが、ＮＡＤ過剰による障害が起きたのかもしれません。ＮＡＤが十分に足りている人に追加しても、効果が期待できないどころか、逆効果なのでしょう。

## DHEAはどこで手に入るのか

現在、私は同志社大学保健センターと表参道ナチュラルハーモニークリニックのアンチエイジングドックで多くの患者のホルモン値を測定し、老化度の判定と、老化の抑制のためのアドバイスおよび実際の治療を行っています。

患者一人一人、困っている症状は異なりますし、不足しているホルモンにも違いはありますが、ほとんどの人にとって万能薬的に効果を表すのがＤＨＥＡの内服です。

厚生労働省はＤＨＥＡを医薬品として認可しているのですが、残念ながら日本の製薬会社は「売れない」と判断して開発、販売をしていません。生活習慣病のように、患者数が多い病気の薬はよく売れるので次々と新薬が発表されますが、ＤＨＥＡのように治療薬ではなく予防薬となると、医師が簡単に処方しないことを知っているのです。

ＤＨＥＡは健康保険が適用されないため、日本では値段もそれなりに高くなります。そこで、抗加齢医学会に所属する医師は、海外から安心、安全なＤＨＥＡを直接輸入し、患者さんに提供しています。これはもちろん合法ではありますが、国内の製薬会社にもＤＨＥＡの開発を手掛けてほしいと願っています。ちなみに現在、日本のヘアケアメーカーがＤＨＥＡ製剤の製造・流通を計画中です。市場規模を考えアジア向けの製品となりますが、２０２４年度中には日本国内での流通が可能になる予定です。

なお、海外でＤＨＥＡを購入して服用するような場合、外国人と日本人では必要なＤＨＥＡ量が異なる点に注意を払う必要があります。海外の基準で服用してしまうと量が多過ぎて、ニキビができるなどの副作用が現れてしまいます。

## 生活習慣の改善も含めた老化治療計画

これまで私のもとで、ＤＨＥＡの投与により、老化の加速を食い止められた人は大勢います。たとえば、第4章で紹介した58歳の女性は、治療前の老化度が非常に高いタイプでした。

DHEAを投与したことで2年後には血管年齢が6歳若返り、エストロゲン（エストラジオール）は検出感度の1・8倍に、プロゲステロンは検出感度の4・6倍に、総テストステロンも9・3倍に、DHEAは20倍以上になりました。本人の自覚としては、太りにくくなった、だるさが軽減された、便秘や下痢をしなくなったなどの身体的な症状の改善があったうえに、緊張感や不安が軽減され多幸感が増したそうです。体のあちこちで働いているDHEAであるがゆえに、DHEAのみを投与しただけで体のさまざまな部位の症状が改善され、老化度も全体として抑制されていきました。

こうした治療を希望される場合には、まず、アンチエイジングドックで体の状態を詳しく調べる必要があります。DHEAの補充を望むのであれば、まずは検査からというのがセオリーです。

この女性の場合、治療を開始して5年が経過していますが、人によっては1ヵ月間の服用ですべての値が正常値に戻る人もいます。また、35歳くらいでも全身がしんどくて、うつになりそうだと訴えているような人には、ＤＨＥＡ以外のホルモンも用いて、今の状態からなるべく早く抜け出してもらいます。安定してきたところで、補充するホルモンの種類や量を調整していくと、なだらかに老化度を下げていくことができます。

現状、ＤＨＥＡがもっとも使われている分野は不妊治療です。婦人科でも泌尿器科でも、ＤＨＥＡを使う医療機関が増加してきています。

ニューヨークの生殖医療専門クリニック（Center for Human Reproduction）で行われた体外受精の治療成績によれば、卵巣機能が低下した40歳代の女性患者においても、３個の卵子の採取がかなえば妊娠の可能性が高まるという結果が発表されています。[*4]

通常、40歳くらいの女性が体外受精をする場合、1～2個の卵子しか採取できないケースが多いのですが、ＤＨＥＡを投与すれば3個以上の卵子を採取できる確率がアップします。つまり、妊娠の可能性が高まる有効な手段となるのです。

ただし不妊治療を受けた患者さんたちは、妊娠できた段階でＤＨＥＡ投与をやめてしまうので、その後は、再びＤＨＥＡの低下した状態に戻ってしまいます。当然、女性ホルモンの低い状態となり、月経不順や二人目のお子さんの不妊で悩むようになるのです。

致し方ないところではありますが、抗加齢医学としてＤＨＥＡを処方できるシステムが構築できると、長期的な見通しを立てて治療計画を立てられるだろうと思っています。

また、ＤＨＥＡを処方する際には、運動や食事の指導も必ず行います。ＤＨＥＡを飲めばそれでよしではなく、体を若返らせるために必要な努力があることは理解してもらいます。人によってはＤＨＥＡを飲まずとも、生活習慣を変えるだけで老化度が低くなっていく人もいるからです。

## アンチエイジングドックにはいくらかかるのか

アンチエイジングドックの料金はおおむね８万円から10万円くらいです。

本音を言えば、保険適用の人間ドックの検査項目に、ＤＨＥＡ、成長ホルモン、コルチゾール、この三つのホルモンの計測を導入してもらえたらと願っています。それだけでも人間ドックの価値は上がります。その分、アンチエイジングドックではさらに詳しい検査を加えることも可能になります。

そして、抗加齢医学会だけでなく、内科医、内分泌科医、婦人科医、泌尿器科医、精神神経科医など、さまざまな科の医師が連携して、ホルモンの値を共有しながら全身の治療にＤＨＥＡが活用される日がくることを願っています。

註

＊１　Masuzaki H, Uema T, Millman JF, Okamoto S, The power of gut-brain interaction as a promising target for healthy longevity, *Glycative Stress Research* 9(1): pp.1-6, 2022.

＊２　「喫煙で顔が老化、双子79組で検証　米研究」ＣＮＮ、２０１３年11月１日　https://www.cnn.co.jp/fringe/35039334.html

＊３　Morita Y, Izawa H, Hirano A, Mayumi E, Isozaki S, Yonei Y, Clinical evaluation of changes in biomarkers by oral intake of NMN, *Glycative Stress Research* 9(2): pp.33-41, 2022.

＊４　https://www.chiba-aa.com/blog/186.html

# おわりに

最後まで本書をお読みくださりありがとうございました。

序章で私が抗加齢医学に傾倒した経緯をお話ししましたが、アンチエイジングドックを立ち上げる以前に、ストレスと加齢の強い結びつきを感じる経験をしました。現在の仕事に本腰を入れる後押しをしてくれた社会問題について、お伝えしておきたいと思います。

2002年5月から2003年2月まで、私はある会社の産業医を務めていました。情報システム・ソフトウエア系の大手企業で、主にSE（システムエンジニア）の健康管理に従事していました。2002年4月は、旧第一勧業銀行、旧富士銀行、旧日本興業銀行の3行がみずほ銀行へ合併再編した時期で、私が着任したのはその直後でした。

仕事を始めると、次々と新規のうつ病の従業員が現れます。その対応で、産業医の仕事は煩雑を極め、私の人生の中でももっとも、うつ病診療に従事した期間となりました。

当時はATMなどのシステム構築のために、SEが各行の現場に出向し、銀行の窓口業務が終わった午後3時以降から翌日朝まで勤務するという業務形態でした。患者たちはみな、必死に働いているにもかかわらず「朝になると、現場の担当者にどなりちらされる」と力なく話していました。

あまりにも厳しい業務環境であったので、旧興銀診療所長に私から相談したこともあります。ちなみに、3行の診療所はみな慶應大学病院の先輩方が所長を務めていましたので、診療所の合併は円滑だったようですが、SEの企業のほうは突然の業務過多で社員が疲弊し、産業医である私もパニックになるほどでした。

彼ら、彼女らは日を追うごとに外見からして「老けて」いきました。そうして産業医の仕事をする中で、老化の要因を探り、治療することをライフワークにしようと決断したのです。その後、みずほ銀行では2011年、2015年、2021年に大規模なシステム障害が発生しました。預金者や利用者に大混乱をきたし、ニュースになりましたが、障害が発生するたびに、当時のSEたちの厳しい業務状況を思い出し、彼らにアンチエイジングドックを受診させてあげたかったと今でも心残りです。

さて、私も今年65歳となりました。50年前には今の自分の姿はまったく想像していませんでした。「成熟した柿」のようなイメージを思い描いていましたが、実際、今の年齢になっても成熟できていない自分に気づきます。悩みや問題に追い回され、自分の体力や記憶力の衰えをただ実感するばかりです。

私より若い方でも、同じように感じている人は少なくないでしょう。その中の大半の人が「これではいけない」と感じ、まだ学べる、新たな発見をしたいと積極的な生き方に憧れを抱いていると思います。そのためには体内のDHEAを増やし、肉体的にも精神的にも健康であり続けなければいけないのは本書でも述べた通りです。

年齢相応、さらに年齢よりも若い健康状態を維持できれば、私の年齢になっても社会貢献へのパワーを持つことが可能です。一人一人は小さな力でも、社会全体であれば大きなパワーとなります。私は自分の世代を「ヤングシニア」と呼ぶことに決めました。自分だけでなく、同世代のすべてのみなさまへのエールです。

生活習慣の基本を一人一人が見直し、健康に努めることで、医療費や介護費用の削減に貢献しましょう。時間に余裕があれば、子育て支援の手伝いやボランティアにも参加したり、経済的余裕があれば子育て支援事業に投資や寄付したりするのもよいでしょう。

私自身は現在、同志社大学で学生生活の支援を担当しています。学生が快適なキャンパスライフを送るための「応援係」です。企業から求人案内があった際には、若手社員のライフプランを応援する体制を整えてほしいと伝えます。学生には「将来偉くなったら、子育て支援を充実させるのだぞ」と念を押しています。充実したやりがいのある仕事ができることはもちろん重要ですが、若いときから社会全体を見たライフプランを持ってほしいと願っています。

私のライフワークである「アンチエイジング的医療」はまだ終わりではありません。20年前にアンチエイジングに関わり始めたころの初心を忘れずに、世界中の人たちの健康と幸せを願い、まい進を続けてまいります。

また、私たちはジェンダー問題にも取り組んでいます。体は女性で男性になりたい人は男性ホルモンを投与して、形成外科で体形を整えます。体は男性で女性になりたい人は女性ホルモンを投与してから、手術で女性の体形になります。性格や行動における男らしさとは男性ホルモン作用の現れであり、女性らしさとは女性ホルモン作用の現れなのです。彼ら彼女らに共通しているのは美への追求心が強いこと。美容医療や抗加齢医療の進歩に貢献しています。この場を借りて感謝いたします。

最後になりましたが、ＤＨＥＡ研究に精力を注ぎ、貴重な情報をご教示いただいた名和《なわ》田新《たはじめ》博士、柳瀬《やなせ》敏彦《としひこ》博士に感謝の意を表し、「おわりに」の言葉とさせていただきます。

米井嘉一

２０２３年７月

## 参考文献

名和田新『健康長寿に挑むステロイドホルモンＤＨＥＡＳ―進化医学から謎に迫る』大道学館出版部、２０１９年
米井嘉一『抗加齢医学入門　第３版』慶應義塾大学出版会、２０１９年
米井嘉一「日本抗加齢医学専門医」、「産科と婦人科」85巻（ｓｕｐｐｌ号）２０１８年、２７０～２８０頁

企画・編集協力／谷村鯛夢（編集工房・鯛夢）、加藤真理
構成／鹿住真弓

**米井嘉一**（よねい よしかず）

一九五八年、東京都生まれ。同志社大学生命医科学部アンチエイジングリサーチセンター／糖化ストレス研究センター教授。日本抗加齢医学会理事、糖化ストレス研究会理事長。公益財団法人医食同源生薬研究財団代表理事。抗加齢医学研究の第一人者として研究・臨床に従事。近年の研究テーマは「老化の危険因子と糖化ストレス」。著書に『最新医学が教える　最強のアンチエイジング』『抗加齢医学入門』など。

# 若《わか》返《がえ》りホルモン

二〇二三年八月二二日 第一刷発行

集英社新書一一七八I

著者……米《よね》井《い》嘉《よし》一《かず》

発行者……樋口尚也

発行所……株式会社集英社

東京都千代田区一ツ橋二-五-一〇　郵便番号一〇一-八〇五〇

電話　〇三-三二三〇-六三九一（編集部）

〇三-三二三〇-六〇八〇（読者係）

〇三-三二三〇-六三九三（販売部）書店専用

装幀……原　研哉

印刷所……大日本印刷株式会社　凸版印刷株式会社

製本所……加藤製本株式会社

定価はカバーに表示してあります。



ISBN 978-4-08-721278-5 C0247

Printed in Japan

集英社新書　　好評既刊

## 医療・健康――I

- 手術室の中へ――麻酔科医からのレポート　弓削孟文
- 赤ちゃんと脳科学　小西行郎
- 病院なんか嫌いだ　鎌田　實
- うつと自殺　筒井末春
- 人体常在菌のはなし　青木　皐
- 医師がすすめるウオーキング　泉　嗣彦
- 病院で死なないという選択　中山あゆみ
- 心もからだも「冷え」が万病のもと　川嶋　朗
- 知っておきたい認知症の基本　川畑信也
- 誰でもなる！　脳卒中のすべて　植田敏浩
- 医師がすすめる男のダイエット　井上修二
- 肺が危ない！　生島壮一郎
- ウツになりたいという病　植木理恵
- 腰痛はアタマで治す　伊藤和磨
- 介護不安は解消できる　金田由美子
- 話を聞かない医師　思いが言えない患者　磯部光章
- 発達障害の子どもを理解する　小西行郎
- 先端技術が応える！　中高年の目の悩み　横井則彦
- 災害と子どものこころ　清水將之／柳田邦男／井出浩／田中究
- 名医が伝える漢方の知恵　丁　宗鐵
- ブルーライト　体内時計への脅威　坪田一男
- 子どもの夜ふかし　脳への脅威　三池輝久
- 「間」の悪さは治せる！　小林弘幸
- すべての疲労は脳が原因　梶本修身
- 西洋医学が解明した「痛み」が治せる漢方　井齋偉矢
- 糖尿病は自分で治す！　福田正博
- アルツハイマー病は治せる、予防できる　西道隆臣
- すべての疲労は脳が原因２〈超実践編〉　梶本修身
- 認知症の家族を支える　ケアと薬の「最適化」が症状を改善する　髙瀬義昌
- 産業医が見る過労自殺企業の内側　大室正志
- すべての疲労は脳が原因３〈仕事編〉　梶本修身
- 人間の値打ち　鎌田　實
- スマホが学力を破壊する　川島隆太

a pilot of wisdom

体力の正体は筋肉　樋口　満
ガンより怖い薬剤耐性菌　三瀬勝利　山内一也
本当はこわい排尿障害　高橋知宏
心療眼科医が教える　その目の不調は脳が原因　若倉雅登
定年不調　石蔵文信
悪の脳科学　中野信子
女は筋肉　男は脂肪　樋口　満
出生前診断の現場から　室月　淳
すべての不調は口から始まる　江上一郎
赤ちゃんと体内時計　胎児期から始まる生活習慣病　三池輝久
スポーツする人の栄養・食事学　樋口　満
免疫入門　最強の基礎知識　遠山祐司
コロナとＷＨＯ　感染症対策の「司令塔」は機能したか　笹沢教一
胃は歳をとらない　三輪洋人
他者と生きる　リスク・病い・死をめぐる人類学　磯野真穂
大人の食物アレルギー　福冨友馬
ヤング中高年　人生１００年時代のメンタルヘルス　竹中晃二

ゲノムの子　世界と日本の生殖最前線　石原　理
体質は3年で変わる　中尾光善

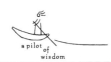

a pilot of wisdom

## ノンフィクション――N

- 妻と最期の十日間　桃井和馬
- 鯨人　石川　梵
- ゴーストタウン　チェルノブイリを走る　エレナ・ウラジーミロヴナ・フィラトワ　池田　紫・訳
- 笑う、避難所　石巻・明友館136人の記録　頓所直人　写真・名越啓介
- チャングム、イ・サンの監督が語る　韓流時代劇の魅力　イ・ビョンフン
- 女ノマド、一人砂漠に生きる　常見藤代
- 幻の楽器　ヴィオラ・アルタ物語　平野真敏
- 風景は記憶の順にできていく　椎名　誠
- 実録　ドイツで決闘した日本人　菅野瑞治也
- 「辺境」の誇り――アメリカ先住民と日本人　鎌田　遵
- 奇食珍食　糞便録　椎名　誠
- 橋を架ける者たち――在日サッカー選手の群像　木村元彦
- ナチスと隕石仏像　SSチベット探検隊とアーリア神話　浜本隆志
- 堕ちた英雄「独裁者」ムガベの37年　石原　孝
- 癒されぬアメリカ　先住民社会を生きる　鎌田　遵
- 羽生結弦を生んだ男　都築章一郎の道程　宇都宮直子
- 花ちゃんのサラダ　昭和の思い出日記　南條竹則
- ある北朝鮮テロリストの生と死　証言・ラングーン事件　羅　鍾一　永野慎一郎・訳
- 原子の力を解放せよ　戦争に翻弄された核物理学者たち　浜野高宏　新田義貴　海南友子
- ルポ　森のようちえん　SDGs時代の子育てスタイル　おおたとしまさ
- シングルマザー、その後　黒川祥子
- 9つの人生　現代インドの聖なるものを求めて　ウィリアム・ダルリンプル　パロミタ友美・訳
- 財津和夫　人生はひとつ　でも一度じゃない　川上雄三
- ルポ　虐待サバイバー　植原亮太
- スタジオジブリ物語　鈴木敏夫　責任編集

## 集英社新書　好評既刊

### 文芸・芸術——F

美術館をめぐる対話　西沢立衛
音楽で人は輝く　樋口裕一
オーケストラ大国アメリカ　山田真一
証言 日中映画人交流　劉文兵
荒木飛呂彦の奇妙なホラー映画論　荒木飛呂彦
あなたは誰？ 私はここにいる　姜尚中
フェルメール 静けさの謎を解く　藤田令伊
司馬遼太郎の幻想ロマン　磯貝勝太郎
GANTZなSF映画論　奥浩哉
池波正太郎「自前」の思想　佐高信／田中優子
世界文学を継ぐ者たち　早川敦子
あの日からの建築　伊東豊雄
至高の日本ジャズ全史　相倉久人
荒木飛呂彦の超偏愛！映画の掟　荒木飛呂彦
水玉の履歴書　草間彌生
ちばてつやが語る「ちばてつや」　ちばてつや
日本映画史110年　四方田犬彦
読書狂《ビブリオマニア》の冒険は終わらない！　三上延／倉田英之
文豪と京の「庭」「桜」　海野泰男
アート鑑賞、超入門！ 7つの視点　藤田令伊
なぜ『三四郎』は悲恋に終わるのか　石原千秋
荒木飛呂彦の漫画術　荒木飛呂彦
世阿弥の世界　増田正造
ヤマザキマリの偏愛ルネサンス美術論　ヤマザキマリ
テロと文学 9・11後のアメリカと世界　上岡伸雄
漱石のことば　姜尚中
「建築」で日本を変える　伊東豊雄
子規と漱石 友情が育んだ写実の近代　小森陽一
安吾のことば 「正直に生き抜く」ためのヒント　藤沢周 編
いちまいの絵 生きているうちに見るべき名画　原田マハ
松本清張「隠蔽と暴露」の作家　高橋敏夫
私が愛した映画たち　吉永小百合／取材・構成 立花珠樹
タンゴと日本人　生明俊雄